30日30種脳ドリル を行う
朝の脳磨き習慣で記憶力・集中力はぐんぐん高まります！

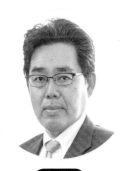

監修
東北大学教授
かわしまりゅうた
川島隆太

最近、物忘れやうっかりミスばかりか、
食事や家事も面倒になっていないでしょうか。
また、人とのコミュニーケーションは
うまくいっているでしょうか。

もし気になる点があれば、
脳の老化のシグナルかもしれません。
脳の老化を防いで認知症を遠ざけるには、
物忘れだけでなく、興味や関心の低下を
見逃さないことも大切なのです。

脳の働きは午前中にピークを迎えます。
積極的に脳を使う「脳磨き」の習慣は、
午前中に行うことが重要です。

本書の脳ドリルを実践するのも、
朝が絶好の時間帯。
記憶力や注意力、集中力、
思考力の向上や、意欲のアップにも
つながります。

川島隆太先生 プロフィール
1959年、千葉県生まれ。1985年、東北大学医学部卒業。同大学院医学研究科修了。医学博士。スウェーデン王国カロリンスカ研究所客員研究員、東北大学助手、同専任講師を経て、現在は東北大学教授として高次脳機能の解明研究を行う。脳のどの部分にどのような機能があるのかという「ブレイン・イメージ……における

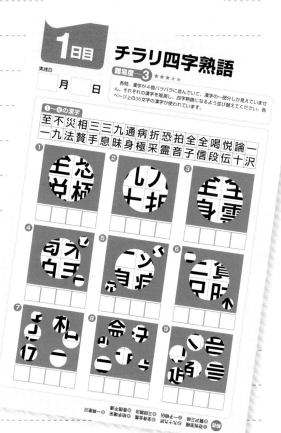

記憶力・思考力アップには午前中の脳の使い方が重要で、認知症を遠ざける朝の脳磨きを習慣にしましょう

年を重ねるほど脳の機能は低下する

人間の脳はさまざまな機能を備えています。脳の機能が衰えると、物忘れが多くなったり、注意力の低下が顕著になったりします。スーパーに来たけど買うものを忘れた、コンロの火を消し忘れた……などというのも、脳の老化のシグナルといえるでしょう。

また、意欲が低下して新しいことにも取り組めなくなってきたという人はいないでしょうか。感情を抑えられなくなり、イライラして怒りっぽくなったりもします。

●ご飯食の人はパン食の人より脳細胞が多い

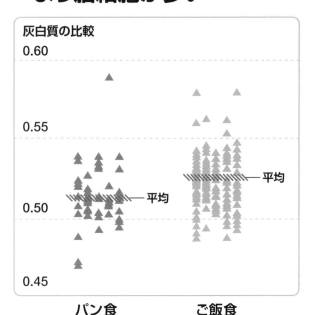

灰白質の比較
0.60
0.55
0.50 — 平均
0.45

平均

パン食　　　ご飯食

朝食の主食の種類と、脳内の神経細胞が多く集まっている「灰白質」の体積との関連性を調べたところ、主食がパンの人に比べてご飯の人のほうが灰白質の体積が多いとわかった

出典:米食とパン食、朝食種別が認知機能に与える影響

人間の脳の大部分を占める大脳は「前頭葉」「頭頂葉」「側頭葉」「後頭葉」の4つの部分に分けられます。その中で認知機能を司り、最も重要な働きをするのが、前頭葉にある「前頭前野」という部分です。

前頭前野は「考える」「記憶する」「アイデアを出す」「感情をコントロールする」「判断する」「応用する」など、非常に重要な役割を担っています。人間らしく健康的に生きていくために必要不可欠な機能を備えているのです。

脳の老化はすなわち、前頭前野の働きの低下を意味します。認知機能が衰えると、日常生活や社会生活を送ることが困難になってきます。人間らしい生活を維持するためには、前頭前野の衰えを防ぎ、活性化させることが、何よりも大切なのです。

脳が活発に働くのは午前中の時間帯

脳には、活発に働く時間と働きが低下する時間があります。脳の司令塔である前頭前野がよく働くのは「午前中」です。午前中をピークに午後から少しずつ下がり、夜はあまり働きません。明け方の午前4時ごろに最も働きが落ちてしまいます。

1日の脳の働きのリズムを見ると、前頭前野の機能を活発にするには、午前中に脳を使うことがポイント。朝、脳を積極的に使う「脳磨き」の習慣をつければ、脳の衰えも防ぐことができるのです。

私自身も、朝の脳磨きの習慣を続けていま

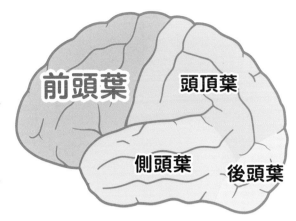

脳の老化を防ぐ前頭葉の鍛え方

前頭葉は、脳の司令塔の役割を持ち、物事を考えたり、記憶したり、行動に移したりするなど、意思決定をコントロールしている重要な器官。前頭葉の大部分を占める「前頭前野」は、記憶・判断・感情の調節などを司り、人間らしく生きるために不可欠な組織となっている。

最新の脳科学では、単純な計算や簡単な文字を扱う問題を速く解いたり、音読をしたりすることが、脳の前頭葉を鍛えるのに有効であると確かめられている。

す。論文を読んだり書いたりするのは、いつも朝の時間帯。午後と比較すると、格段に能率が上がることを実感しています。

朝食・歯磨き・音読を毎朝の習慣にしよう

朝の脳磨き習慣で、おすすめしたいものが3つあります。

第1の脳磨きは「しっかりと朝食をとること」。脳に必要なエネルギーを補給でき、前頭前野の働きが高まります。

主食はパンよりもご飯がおすすめ。私たちのグループでは、朝食の主食がご飯の人と、パンの人に分けて脳を比較研究しました。その結果、パン食の人に比べて、ご飯食の人は脳の灰白質（脳の神経細胞が集まっている場所）の体積が多く、知能も高いことがわかったのです（左ジーのグラフ参照）。

これは、パンに比べてご飯のほうが食後の血糖値の上昇が緩やかで、長く脳のエネルギーとして消費されるためだと考えられます。

第2の脳磨きは「歯磨きをしっかり行うこと」。

しっかり噛むことができれば、その刺激は脳に伝わり、脳内の血流が増加。前頭前野の働きが活性化し、認知機能の維持にも役立ち

ます。

朝にかぎらず、毎食後、きちんと歯を磨く習慣をつけましょう。

第3の脳磨きは「本や新聞などを声に出して読む音読」です。

黙読でも脳は活性化しますが、音読をすると脳のより多くの場所が活発に働き出し、記憶力などの認知機能が高まることがわかっています。

実際、音読によって認知症が回復した例も少なくありません。たとえば、98歳の軽度のアルツハイマー病の女性は、自分が誰かさえもわからない状態でしたが、1年間、音読を中心にした学習療法を続けたところ、認知機能が大幅にアップしました。

音読する文章はどんなものでもかまいませんが、自分がおもしろく感じるものが長続きします。新聞のコラムや社説などもお手軽です。

また、本書で紹介する「なぞり書き音読シート」（70ジーに掲載）も試してみてください。音読のあと、文字を鉛筆などでゆっくりなぞると、さらに脳は元気になります。

朝食・歯磨き・音読と、朝の脳磨きを習慣にすれば、記憶力や思考力などの認知機能の改善も大いに期待できます。認知症を寄せつけないためにも、ぜひ実践してください。

本書の脳ドリルの実践で**脳の前頭前野の血流が増え記憶力や判断力のアップに有効**であると判明しました

人間らしく生きるには前頭前野が大事な存在

前のページで紹介した「朝の脳磨き習慣」は、脳の若返り効果が期待できます。それに加え、本書に収録した脳ドリルの計算や漢字などの問題も、朝に実践することで、脳はがぜん冴えてくるのです。

脳の認知機能を司っているのが、大脳の前頭葉にある前頭前野です。認知機能とは、思考や判断、記憶、意欲、計算、想像など高度な脳の活動のこと。人間が人間らしく生きるためには、前頭前野が最も大事な存在といえます。

人間と動物を比較しても、前頭前野は大きく違ってきます。人間の前頭前野は大脳の約30％を占めていますが、動物の中で最も脳が大きいチンパンジーなどでも7〜10％ほど。人間の前頭前野がいかに大きいかが、よくわかります。

脳のほとんどの機能は加齢とともに低下し、認知機能も例外ではありません。人間らしい生活を送るためには、認知機能を司る前頭前

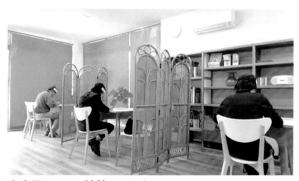

本書脳ドリルの試験のようす

●トポグラフィ画像（脳血流測定）

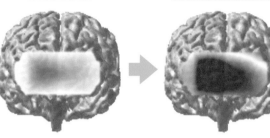

安静時 → **ドリル実践中**

脳ドリルをやる前の前頭前野の血流

赤い部分が脳の血流を表している。脳ドリルの試験中に血流がアップ

野を鍛え、活性化することが重要です。

目に見えない脳の働きを計測するのはなかなか難しいのですが、「NIRS（近赤外分光分析法）」という方法で、前頭前野の活性化度を調べることができます。

NIRSは、太陽光にも含まれる光を使って前頭前野の血流を測定できる機器です。前頭前野の血流が増えていれば、脳が活性化している証拠。逆に血流が変わらなければ、活性化していないことになります。

全33種類の脳ドリルで脳の血流が促進した

私たちは、脳ドリルによって前頭前野が活性化するのかどうか、NIRSを使って実際に調べてみました。

試験は2020年12月、新型コロナウイルスの感染対策を十分に行ったうえで実施しました。

対象者は60〜70代の男女40人です。全員、脳の状態は健康そのもので、脳出血や脳梗塞

●ドリル種類別の脳活動

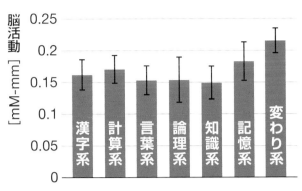

出典：系統別の有意差「脳血流量を活用した脳トレドリルの評価」より

●記憶系ドリルの脳活動

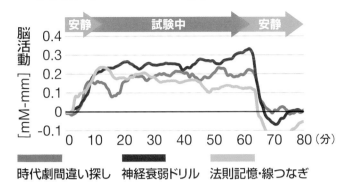

出典：記憶系脳ドリルの脳活動「脳血流量を活用した脳トレドリルの評価」より

など、脳の病気の既往症はありません。

試験に参加していただいた方には「漢字」「計算」「言葉」「論理」「知識」「記憶」「変わり系」の7系統、計33種類の脳ドリルを解いていただきました。

飽きてしまっては意味がないので、脳ドリルはどれも楽しく解けるものばかりです。

たとえば、「時代劇間違い探し」や「ことわざ百人一首」「チラリ四字熟語」など、脳ドリルのタイトルを見ただけでも、ワクワクしてきませんか。実は、脳ドリルを楽しく解くというのも、前頭前野を活性化させる大事な要素なのです。

試験では、全33種類の脳ドリルを分担し、1人あたり15種類の問題を解いてもらいました。その結果、すべての脳ドリルが、安静時と比較して、前頭前野の血流をアップさせることがわかりました。そのうち27種は、顕著に血流が増加しました。

つまり「漢字」「計算」「言葉」「論理」「知識」「記憶」「変わり系」のすべての脳ドリルで、前頭前野を活性化でき、記憶力や判断力のアップに役立つことがわかったのです。

前頭前野を元気にする
脳ドリルは朝に実践

本書では、試験で検証したものと同種のドリルを1ヵ月分、30種類を収録しています。

朝の脳磨き習慣の1つとして、脳ドリルを積極的に取り入れることをおすすめします。朝は、脳が最も働く時間帯。その時間帯に脳ドリルを実践すると、脳はぐんぐん若返ってくるはずです。

脳ドリルを行うさいのコツは、制限時間内にできるだけ速く解くこと。速く解かなければいけないというプレッシャーが、前頭前野によい刺激を与えるからです。

もう1つ、わからないからといって、時間をかけすぎるのはよくありません。わかるまで考えるより、多くの問題をスピーディーにこなすことを心がけてください。たとえ間違っていたり、わからなかったりしても、素早く答えていくことで脳の血流は増加し、前頭前野も活性化するのです。

また、脳はとても飽きっぽいところがあります。毎日、同じ種類の問題ばかり解くのはいただけません。

本書は、毎日、新しい種類のドリルが解けるように30日分で30種類を収録しています。毎朝、違った種類のドリルを解くことで新しい刺激がもたらされ、脳のさらなる活性化が期待できます。

脳の機能は年齢とともに衰えてきますが、いくつになっても鍛え直すことができます。朝の脳磨きで脳ドリルを習慣にすれば、脳はいきいきと働くようになってきます。

毎日脳活 30日30種脳ドリルの効果を高めるポイント

 ① 毎日続けることが大切

「継続は力なり」という言葉がありますが、脳ドリルは毎日実践することで、脳が活性化していきます。2～3日に1度など、たまにやる程度では効果は現れません。また、続けていても途中でやめると、せっかく若返った脳がもとに戻ってしまいます。毎日の日課として、習慣化するのが、脳を元気にするコツだと心得てください。

 ② 1日2ページ、朝食後の午前中に

1日のうちで脳が最も働くのが午前中です。できるかぎり、午前中に取り組みましょう。一度に多くの脳ドリルをやる必要はなく、1日2ページでOK。短い時間で集中して全力を出しきることで、脳の機能は向上していくのです。また、空腹の状態では、脳はエネルギー不足。朝ご飯をしっかり食べてから行いましょう。

 ③ できるかぎり静かな環境で

静かな環境で取り組むことがポイントです。集中しやすく、脳の働きもよくなります。テレビを見ながらや、ラジオや音楽を聞きながらやっても、集中できずに脳を鍛えられないことがわかっています。周囲が騒がしくて気が散る場合は、耳栓を使うといいでしょう。

 ④ 制限時間を設けるなど目標を決めて取り組もう

目標を決めると、やる気が出てきます。本書では、年代別に制限時間を設けていますが、それより少し短いタイムを目標にするのもいいでしょう。解く速度を落とさずに、正解率を高めていくのもおすすめです。1ヵ月間連続して実践するのも、立派な目標です。目標を達成したら、自分にご褒美をあげると、さらに意欲も出てきます。

 ⑤ 家族や友人といっしょに実践しよう

家族や友人といっしょに取り組むのもおすすめです。競争するなどゲーム感覚で実践すると、さらに楽しくなるはずです。何よりも、「脳を鍛える」という同じ目的を持つ仲間と実践することは、とてもやりがいがあります。脳ドリルの後、お茶でも飲みながらコミュニケーションを取ることも、脳の若返りに役立つはずです。

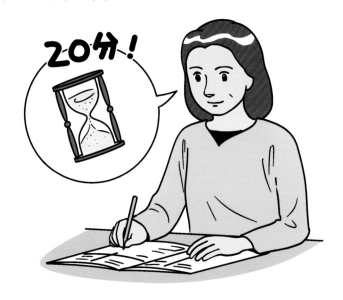

脳トレマラソン ドリル30種一覧

記憶力・認知力アップ

問題を手がかりに一時的に覚える「短期記憶」と子どものころに習った漢字など「思い出す力」を鍛えます

- 3日目 3分割パズル
- 4日目 カタカナ言葉ドリル
- 7日目 漢字ピックアップ
- 9日目 昭和クロスパズル
- 10日目 法則記憶・線つなぎ
- 17日目 並べ替えW熟語探し
- 21日目 ひらがな結び
- 22日目 神経衰弱ドリル
- 29日目 バラバラ三字熟語

法則記憶・線つなぎ

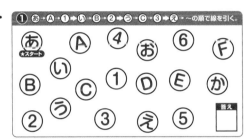

注意力・集中力アップ

指示どおりの文字を探したり、同じような絵から違うものを見分けたりするなど、注意力・集中力が磨かれます

- 1日目 チラリ四字熟語
- 2日目 旗上げポーズ
- 13日目 正しい送り仮名二択
- 18日目 シルエットクイズ
- 20日目 地図埋めジグソー
- 24日目 時代劇間違い探し
- 28日目 読み方仲間はずれ

シルエットクイズ

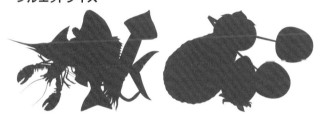

計算力アップ

日常生活で買い物をしたり、時間を確認したりするときなど、計算や暗算をする力が身につきます

- 14日目 パワー虫食い算
- 16日目 暗号解読計算
- 19日目 ライン計算
- 26日目 ピラミッド計算
- 30日目 トライアングル法則

ピラミッド計算

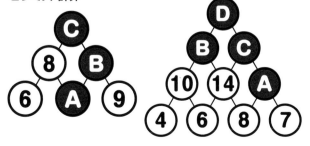

思考力・想起力アップ

論理的に考える問題や推理しながら答えを導く問題で、考える力を磨き、頭の回転力アップが期待できます

- 5日目 ひらがなクロス
- 6日目 成績順位探し
- 8日目 正しい例文選び
- 11日目 漢字連想クイズ
- 12日目 推理ロジック
- 15日目 つなぎ言葉クロス
- 23日目 言葉あやとり
- 25日目 ことわざ百人一首
- 27日目 並べ替え辞書クイズ

ひらがなクロス

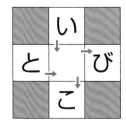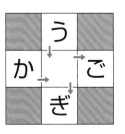

チラリ四字熟語

難易度……3 ★★★☆☆

各問、漢字が4個バラバラに並んでいて、漢字の一部分しか見えていません。それぞれの漢字を推測し、四字熟語になるよう並び替えてください。各ページ上の36文字の漢字が使われています。

実践日　　月　　日

①〜⑨の漢字

至	不	災	相	三	三	九	通	病	折	恐	拍	全	全	喝	悦	論	一
一	九	法	贅	手	息	昧	身	極	采	霊	音	子	信	段	伝	十	沢

①

②

③

④

⑤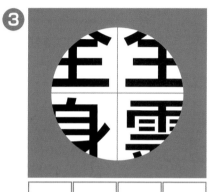

⑥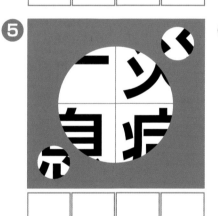

⑦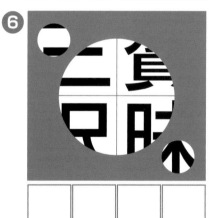

⑧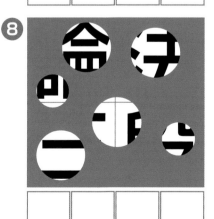

⑨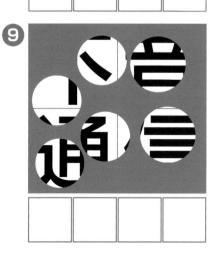

解答

①恐悦至極　②九十九折　③満身全霊　④相手次第　⑤全心全病　⑥一喝三嘆
⑦一子相伝　⑧三段論法　⑨普信半通

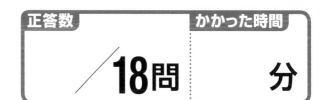

脳活ポイント
脳の想像力を働かせる!

正答数	かかった時間
／18問	分

穴からチラリと見えている4つの漢字を見て、隠されている四字熟語が何かを答える脳トレです。一部から全体を推測することで、注意力・集中力のほか、脳のイメージ力や想像力が磨かれます。

🕐 目標時間 **50代まで** **20分** **60代** **25分** **70代以上** **30分**

---

⑩～⑱の漢字

飯	適	考	舟	慮	薄	越	黙	一	一	一	所	日	失	心	材	孤	美
別	呉	挙	思	思	宿	落	神	人	適	城	同	得	喪	命	分	沈	両

⑩

⑪

⑫

⑬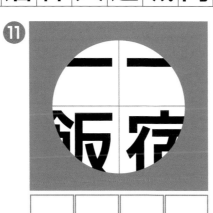

⑭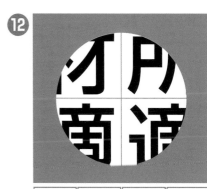

⑮

⑯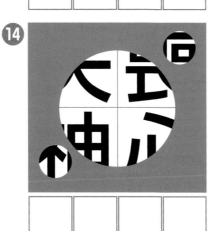

⑰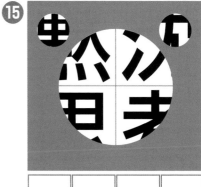

⑱

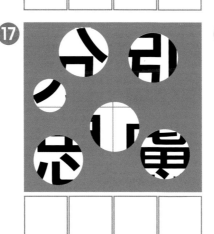

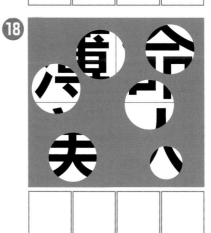

【解答】
⑩ 孤城落日　⑪ 一宿一飯　⑫ 適材適所　⑬ 一挙両得　⑭ 呉越同舟　⑮ 沈思黙考
⑯ 心神喪失　⑰ 思慮分別　⑱ 美人薄命

11

旗上げポーズ

各問題には旗の上げ下げと足の動きの指示が書かれています。左の最初のポーズから各問の指示どおりに動いたあとの最後のポーズを、右のⒶ〜Ⓗから選んでください。答えが重複する場合もあります。

実践日 ☐月 ☐日

❶〜❽ 最初のポーズ

赤旗　白旗

右足側　左足側

❶〜❽ 最後のポーズ

Ⓐ Ⓑ Ⓒ Ⓓ
Ⓔ Ⓕ Ⓖ Ⓗ

❶ 赤下げて、白下げる、白上げて、赤上げない　解答☐

❷ 白下げないで、赤下げる、赤上げて、白下げない　解答☐

❸ 白下げて、赤下げない、赤下げて、白上げない　解答☐

❹ 赤下げて、白下げる、赤上げないで、白上げる　解答☐

❺ 赤下げないで、左足上げる、白下げて、右足上げない　解答☐

❻ 白下げないで、赤下げない、右足上げないで、左足上げる　解答☐

❼ 右足上げて、左足上げないで、赤下げて、白下げる、右足下ろして、右足上げない　解答☐

❽ 左足上げて、赤下げない、左足下ろさないで、右足上げない、白下げて、白上げる　解答☐

脳活ポイント
理解力と注意力の訓練！

正答数	かかった時間
／16問	分

両手に旗を持った人のイラストが、問題文にしたがって旗を上げ下げしたり足を動かしたりすると、どんなポーズになるかを考える脳トレです。文章の理解力と注意力を鍛えます。

目標時間　50代まで **20分**　60代 **30分**　70代以上 **40分**

⑨〜⑯ 最初のポーズ

白旗 / 赤旗 / 右足側 / 左足側

⑨〜⑯ 最後のポーズ

Ⓐ Ⓑ Ⓒ Ⓓ Ⓔ Ⓕ Ⓖ Ⓗ

⑨ 赤上げて、白下げる、赤下げないで、白上げない　解答

⑩ 赤上げないで、白下げる、赤上げて、白上げる　解答

⑪ 白下げて、白上げない、赤上げないで、白上げる　解答

⑫ 白下げないで、赤上げる、白下げて、赤下げない　解答

⑬ 白下げないで、赤上げない、右足上げて、左足上げない　解答

⑭ 左足上げて、赤上げない、右足上げないで、白下げる　解答

⑮ 白下げて、右足上げる、白上げないで、右足下ろさない、左足上げないで、赤上げる　解答

⑯ 右足上げないで、白下げない、赤上げて　左足上げない、白下げないで、赤下げない　解答

3分割パズル

難易度……4 ★★★★★

実践日

□ 月 □ 日

各問、同じ形の図形が3つ合体して、1つの図形として描かれています。その図形内の点線部の一部に線を引いて、3つの同じ図形に分解してください。それぞれ、問題番号の横に書かれたマス数の図形に分けられます。

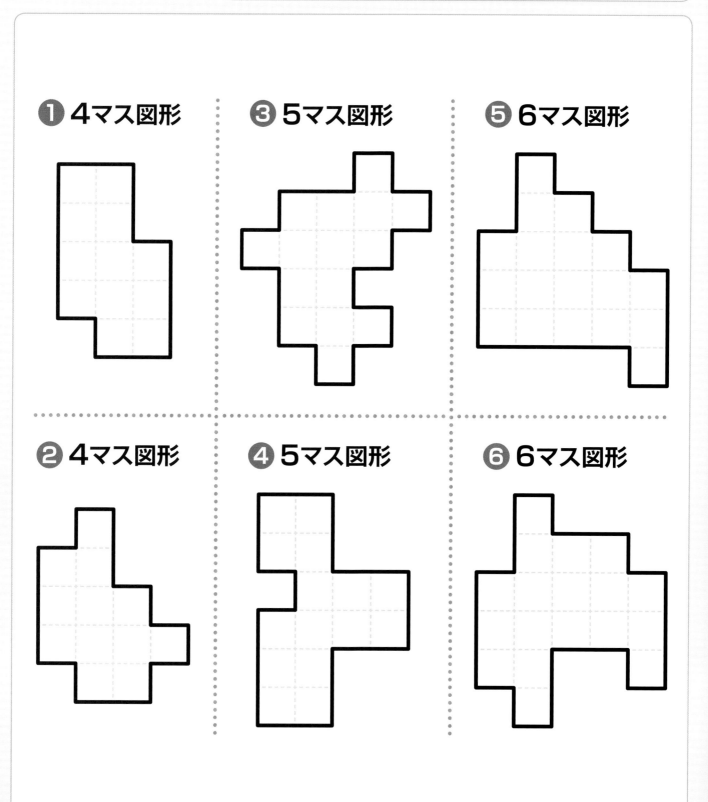

❶ 4マス図形

❸ 5マス図形

❺ 6マス図形

❷ 4マス図形

❹ 5マス図形

❻ 6マス図形

解答は72ページをご覧ください。

図形で頭頂葉を鍛える！

同じ図形が3つ合体した1つの図形が出題されています。その図形に線を引き、3つの同じ図形に分解する脳トレです。図形を認識する脳の頭頂葉が刺激されます。

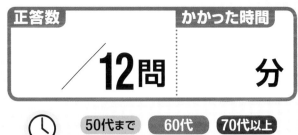

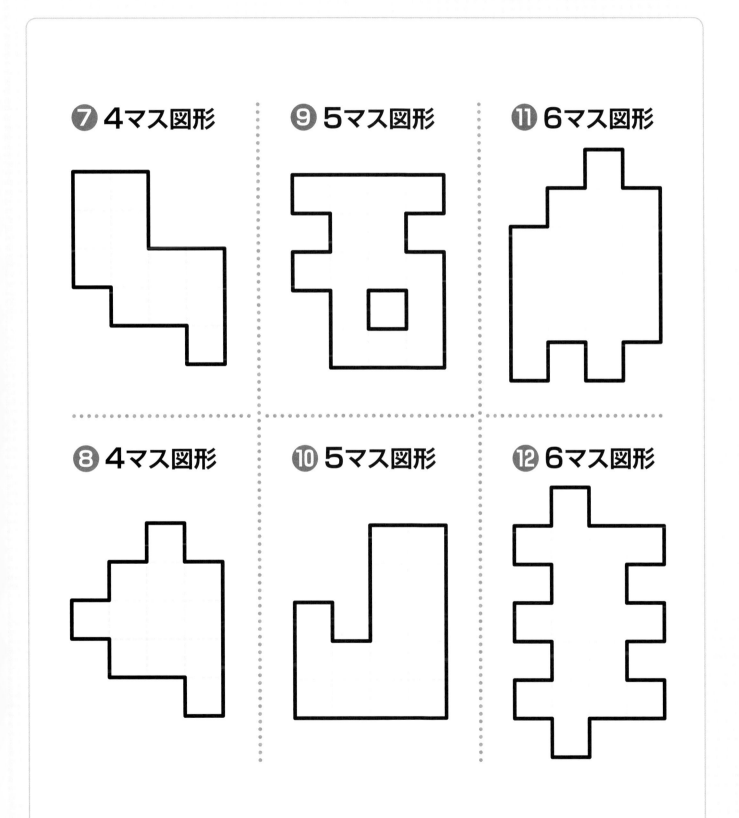

❼ 4マス図形

❾ 5マス図形

⓫ 6マス図形

❽ 4マス図形

❿ 5マス図形

⓬ 6マス図形

解答は72ページをご覧ください。

難易度……4 ★★★★★

各問は、①〜④の問題で構成されています。①〜③は、その上に書かれたことに関連した言葉をカタカナで答えます。④は、㈠〜㈢・㈠〜㈣に入ったカタカナを並べ替えて、上にあるヒントに関連した言葉を答えましょう。

実践日 　月　日

A ④のヒント 旅行

① ねじ回し
答え ド ラ 〔い〕

② サーカス・曲芸
答え 〔ろ〕 ク ロ ト

③ 乾燥させた果物
答え ド イ ー 〔は〕

④ ㈠〜㈢を並べ替えてできる言葉

B ④のヒント 漫画

① 体にいい農産物
答え オ ー 〔い〕 ッ

② 高速道路の休憩地
答え サ ス エ 〔ろ〕

③ 米国のプロ野球
答え 〔は〕 ャ ー グ

④ ㈠〜㈢を並べ替えてできる言葉

C ④のヒント 病院

① 罰金や罰則
答え ペ ル 〔い〕 ー

② 母の日
答え 〔ろ〕 ー ー シ ン

③ 公園の遊具
答え ジ グ 〔は〕 ジ

④ ㈠〜㈢を並べ替えてできる言葉

D ④のヒント 見本・標本

① 五輪
答え 〔い〕 ッ

② 100㍍走の計測
答え ス 〔ろ〕 ウォ

③ ホテルの部屋食
答え 〔は〕 ー 〔に〕 ービス

④ ㈠〜㈣を並べ替えてできる言葉

16

解答
A ①ドライバー ②アクロバット ③ドライフルーツ ④サーフィン B ①オーツ麦 ②サービスエリア ③メジャーリーグ ④ジャケット
C ①ペナルティー ②カーネーション ③ジャングルジム ④ナースコール D ①スポーツ ②ストップウォッチ ③ルームサービス ④パンフレット

言語脳を育む認知訓練！

正答数	かかった時間
／ 32問	分

ヒントに従い、カタカナ表記の言葉を3つ答え、それらの言葉から3～4字を使ってカタカナ言葉を作る脳トレです。言語脳が刺激されて認知力が磨かれます。

🕐 目標時間　50代まで **10分**　60代 **15分**　70代以上 **20分**

E　④のヒント　スタート

① ピザ・弁当

答え | デ | | バ | |（い）

② ドリンクバー

答え | セ |（ろ）| フ | | ス |

③ 沖縄の名物料理

答え |（は）| ー | | ャン | ル |

④ （い）～（は）を並べ替えてできる言葉

F　④のヒント　虫眼鏡

① 自動販売機

答え |（い）| ッ | ボ | ル |

② AからZ

答え | ア |（ろ）| ア | ツ |

③ 災害予測図

答え | ハザ |（は）| | ツ |

④ （い）～（は）を並べ替えてできる言葉

G　④のヒント　乳製品

① 段差がない造り

答え | バ | ア | リ | |（い）

② 頭を使うおもちゃ

答え | ジグ | |（ろ）| ル |

③ 衣服のゴミ取り

答え | エ |（は）| ッ | | シ |

④ （い）～（は）を並べ替えてできる言葉

H　④のヒント　漬物

① 芳香療法

答え | ア | テ | |（い）| ー |

② 12月24日の夜

答え | サ | |（ろ）| ー |（は）

③ イタリア料理

答え | | ブオイ |（に）

④ （い）～（に）を並べ替えてできる言葉

解答　17

E ①デリバリー ②セルフサービス ③ゴーヤチャンプル ④ラベル
F ①ペットボトル ②アルファベット ③ハザードマップ ④バッファ G ①バリアフリー ②ジグソーパズル ③エチケットブラシ ④ヨーグルト
H ①アロマテラピー ②クリスマスイブ ③ラビオリ ④アサリブオイル

ひらがなクロス

難易度……2 ★★★★★

上下左右のひらがなと組み合わせて、3字の言葉を2つ作ることができるひらがな1字を中央のマスに記入してください。なお、答えのひらがなは小文字や音引きの場合もあります。

●テーマ 「いろいろな動物（ほ乳類、魚介類、鳥類、虫類、は虫類）」

❶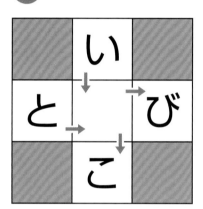

❷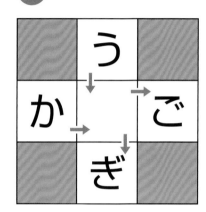

❸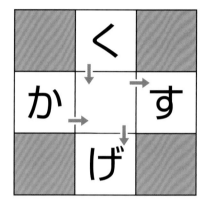

❹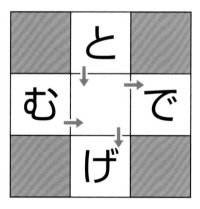

❺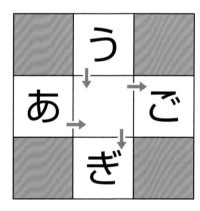

❻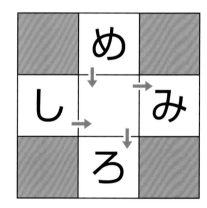

❼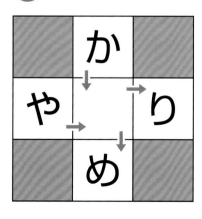

❽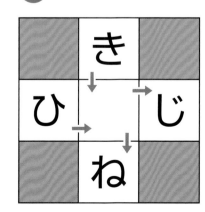

❾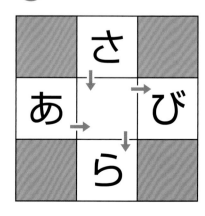

側頭葉を刺激する鍛錬!

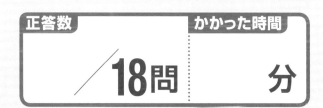

正答数 ／18問　かかった時間 分

目標時間 50代まで **20分** 60代 **30分** 70代以上 **40分**

　上下左右のひらがなと組み合わせると言葉になるように、真ん中の空欄に入る文字を考える脳トレです。集中して解くことで、脳の側頭葉の活性化に役立ちます。

● テーマ「いろいろな食べ物や飲み物」

⑩
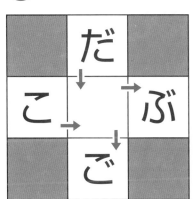

だ
こ　ぶ
ご

⑪
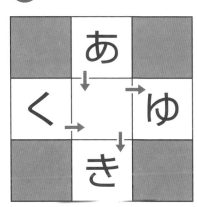

あ
く　ゆ
き

⑫
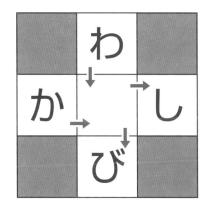

わ
か　し
び

⑬
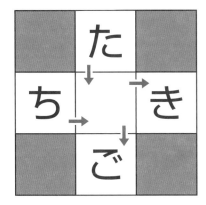

た
ち　き
ご

⑭
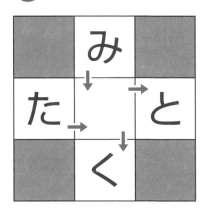

み
た　と
く

⑮
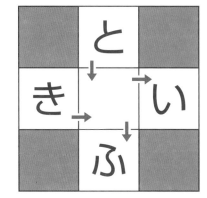

と
き　い
ふ

⑯
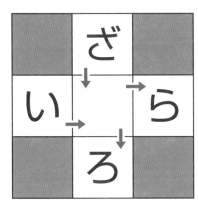

ざ
い　ら
ろ

⑰
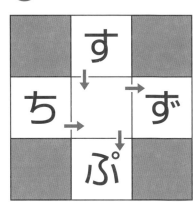

す
ち　ず
ぷ

⑱
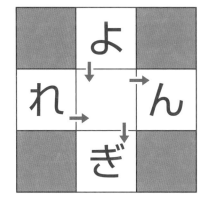

よ
れ　ん
ぎ

成績順位探し

難易度……4 ★★★★★

A～Gの7人の生徒がテストの点数を話しています。得点がいい生徒の順番に並べてください。それぞれの会話から順位を導き出し、下の問題では順位とともに点数も答えましょう。

実践日　　月　　日

❶

A

D：Gより5点もよかったです

A：Bより16点も高かったです

E：Cより70点も低く、泣いてしまいました

B：Eの点数の2倍もよくてうれしいです

F：Dより13点低かったです

C：96点です

G：Aより20点も悪くて驚きました

順位	生徒	点数
1位	C	96点
2位		68点
3位		53点
4位		52点
5位		48点
6位		40点
7位		26点

❷

A：Fより5点低いだけでした

D：66点です

A：Gより10点低かったです

B：私の点数はDの半分で情けないです

F：Bより15点もよかったです

C：DとFの点数のちょうど中間でした

G：うれしいことにFの2倍の点数です

順位	生徒	点数
1位		
2位		
3位	D	66点
4位		
5位		
6位		
7位		

解答 ❶1位C 2位A 3位D 4位B 5位G 6位F 7位E ❷1位G96点 2位E86点 3位D66点 4位C57点 5位F48点 6位A43点 7位B33点

推理力と論理力を磨く!

テストの点数がいい順に生徒を並べていくドリルです。下の問題は少し難しくなり、生徒の点数も答える必要があります。推理力や論理力の向上に役立ちます。

正答数	かかった時間
／36問	分

🕐 目標時間
50代まで	60代	70代以上
15分	20分	25分

---

❸

 A: Gの2倍の点数でした

D: Bより7点高く、そこそこ満足しています

E: 82点も取れました

 B: Eの半分の点数という体たらくです

F: AとDの点数のちょうど中間でした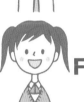

 C: Aより5点低くてくやしいです

G: Dより12点も低く、しょげています

順位	生徒	点数
1位	E	82点
2位		72点
3位		67点
4位		60点
5位		48点
6位		41点
7位		36点

---

❹

 A: EとFの点数のきっちり中間でした

D: Bより25点もよかったのに不満です

E: Cより4点低いも大満足です

 B: Fの半分の点数で、涙が出ました

C: Gの2倍の点数でうれしいです

62点でした F:

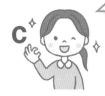 Dより14点低いものの、がんばりました G:

順位	生徒	点数
1位		
2位		
3位		
4位	F	62点
5位		
6位		
7位		

7日目 漢字ピックアップ

難易度……4 ★★★★★

各問、3×3マスの中に漢字が1字ずつ入っていて、全部で9つの漢字が提示されています。この漢字を指定された個数分拾い上げ、上に示されているテーマに沿った名前や言葉を解答欄に書いてください。

実践日　　月　　日

四字熟語

❶ 4文字

裏	体	因
応	格	一
圧	表	永

答え

❷ 4文字

索	飲	模
暗	往	快
過	安	中

答え

❸ 4文字

芽	塩	刀
単	喉	熱
果	入	直

答え

昭和の横綱の四股名

❹ 4文字

郎	光	潮
花	朝	魚
太	日	木

答え

❺ 4文字

輪	会	士
働	大	増
事	乃	島

答え

❻ 4文字

竹	鵬	喜
大	内	道
男	村	幸

答え

乗り物名

❼ 4文字

車	息	和
東	兵	路
面	礼	電

答え

❽ 3文字

行	二	機
空	長	市
九	飛	黒

答え

❾ 3文字

語	答	車
矢	自	買
転	黄	科

答え

解答
❶表裏一体　❷暗中模索　❸単刀直入　❹潮光太郎　❺大乃国　❻大鵬幸喜　❼路面電車　❽飛行機　❾自転車

見る力を鍛えて脳が活性!

9個の漢字から3〜5個の漢字を拾い、テーマに合った言葉や人名を作る脳トレです。答えに使う漢字を見極めなければならず、目で見る力や推理力が鍛えられます。

正答数	かかった時間
／18問	分

目標時間
50代まで	60代	70代以上
20分	30分	40分

四字熟語

⑩ 4文字

妻	金	死
起	銀	支
生	在	回

答え

⑪ 4文字

実	別	特
念	事	辺
根	包	無

答え

⑫ 4文字

西	今	聞
年	横	東
運	古	化

答え

時代劇の主人公名

⑬ 5文字

野	田	川
長	蔵	一
中	谷	平

答え

⑭ 5文字

郎	八	山
郷	遠	兵
金	三	四

答え

⑮ 4文字

次	薫	形
銭	藤	十
尾	平	橋

答え

病院に関する言葉の名前

⑯ 5文字

返	険	証
保	入	康
除	健	手

答え

⑰ 4文字

草	科	形
整	舌	水
天	出	外

答え

⑱ 3文字

券	絵	小
言	診	名
白	谷	察

答え

解答
⑩起死回生 ⑪事実無根 ⑫古今東西 ⑬長谷川平蔵 ⑭遠山金四郎 ⑮銭形平次 ⑯健康保険 ⑱診察券

❶ ゆびをくわえる

答え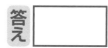

① 彼が黙って出て行ったことが悲しくて、ゆびをくわえていた。
回 後輩が出世していくのをゆびをくわえて見ているほかなかった。

❷ あすはわがみ

答え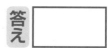

① 知人が宝くじに当せん。あすはわがみと思い、宝くじを買った。
回 知人が交通事故。あすはわがみと思って、運転に注意した。

❸ たけをわったような

答え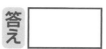

① 彼はたけをわったような性格なので、とても信頼できる。
回 彼女はたけをわったような性格で、人づきあいがとても苦手。

❹ みにつまされる

答え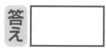

① 同期が昇進試験に合格したと聞いて、みにつまされる。
回 介護の話を聞くと、高齢の親を持つ私もみにつまされる。

❺ みみをそろえる

答え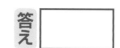

① ボーナスが出たので、借りたお金をみみをそろえて返した。
回 娘からの要望を夫婦でみみをそろえて聞き入れた。

❻ かんこどりがなく

答え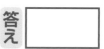

① 活気のある商店街だったが、今はかんこどりがないている。
回 かんこどりがなくから、子供は早々に帰ったほうがいい。

❼ もろはのつるぎ

答え

① 集中力も決断力もないなんて、まさにもろはのつるぎだ。
回 天才的な彼を入れるのはもろはのつるぎで、和が乱れそうだ。

24

解答 ❶① (うらやましい、何もできないようすがわかること) ❷回 (よくないことが自分の身に降りかかること) ❸① (さっぱりとした性格のこと) ❹回 (人の不幸がまるで自分のことのように感じられること) ❺① (借金などを全額きちんとそろえて返すこと) ❻① (まったく人けがなく閑散としているようす) ❼回 (役に立つ反面、非常に危険をもたらす可能性もあること)

脳活ポイント
言語力が大幅にアップ！

正答数	かかった時間
／14問	分

ひらがなで提示された慣用句が、正しく使われている例文を選択する脳トレです。言語力と想起力のアップにつながります。解答には慣用句の意味も書かれています。

目標時間　50代まで **15分**　60代 **20分**　70代以上 **25分**

---

⑧ ねこのてもかりたい 　答え[　]

㋑ 次から次へと起こる問題の対処で、ねこのてもかりたい。

㋺ 背中がかゆくてたまらないので、ねこのてもかりたいほどだ。

---

⑨ ねをあげる 　答え[　]

㋑ 会場の後ろの人が聞こえないというので、ねをあげて話した。

㋺ 連日、遅くまで働いていた彼がついにねをあげた。

---

⑩ うつつをぬかす 　答え[　]

㋑ 息子はゲームにうつつをぬかし、勉強もろくにしない。

㋺ うつつをぬかしているせいか、現実と夢の区別がつかない。

---

⑪ おしがつよい 　答え[　]

㋑ 彼はおしがつよく、多くの人に根回しをして物事を進める。

㋺ あの販売員はおしがつよくて、ついつい買わされてしまう。

---

⑫ あまいしるをすう 　答え[　]

㋑ 彼は朝から晩まで働いて、ようやくあまいしるがすえた。

㋺ 彼は社員をこき使って、自分だけあまいしるをすっている。

---

⑬ おにのかくらん 　答え[　]

㋑ あの人がカゼを引いて休むなんて、まさにおにのかくらんだ。

㋺ 優しい奥様のおにのかくらんで、ご主人が追い出された。

---

⑭ みそをつける 　答え[　]

㋑ 今回の一件で、私のきれいな経歴にみそをつけてしまった。

㋺ あの俳優は、店員役の演技にみそがついて、主役に抜擢。

9日目 昭和クロスパズル

難易度……4 ★★★★★

実践日　　月　　日

各問は、昭和の芸能の話題を表しています。○に入る言葉をひらがなで、番号ごとに解答欄をうめてください。二重マスを縦に読むと、言葉が浮かび上がります。敬称略。クロスワード①〜㉖とＡ〜Ｄの答え４問の計30問です。

A　昭和歌謡界の女王

❶昭和33年に東映ニューフェイスでデビュー後、映画『仁義なき戦い』『不良番長シリーズ』で人気を博し、漬物店の経営やバラエティ番組でも活躍した俳優といえば○○○○辰夫。

❷昭和37年より『週刊少年サンデー』で連載が始まり、6つ子の兄弟やその周囲の人間たちが織りなすドタバタを描いた赤塚不二夫原作のギャグ漫画は○○○○くん。

❸世界で最も有名な日本映画の一つとして知られ、監督は黒澤明、主演は三船敏郎。クライマックスの豪雨の決戦シーンが有名な昭和29年に公開された時代劇映画は『七人の○○○○』。

❹昭和22年に400㍍自由形で世界新記録を樹立し、「フジヤマのトビウオ」と呼ばれた水泳選手といえば、古橋○○○○○。

❺昭和44年の第１作以来、『男はつらいよ』シリーズで主役の寅さんの妹・さくら役で人気を博した女優といえば○○○○○千恵子。

❻昭和48年に最高視聴率50.5%を記録した『8時だョ！全員集合』など多くのバラエティ番組で人気を博し、音楽バンド、コントグループとして活躍したのは、ザ・○○○○○○。

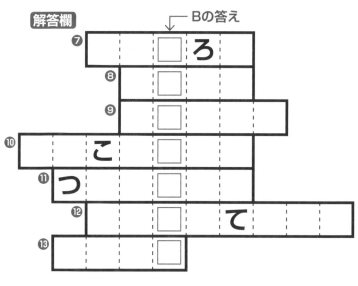

解答欄　Aの答え↓　めの　う

B　『日本列島改造論』で知られる内閣総理大臣

❼映画『ビルマの竪琴』『飢餓海峡』などの出演で個性派俳優として知られ、昭和63年の『釣りバカ日誌』のスーさん役としても有名の俳優といえば三國○○○○○。

❽昭和47年に発売された小柳ルミ子の４枚目のシングルで、瀬戸内海の小島へと嫁ぐ心情と、新生活への決意が歌われた曲は「瀬戸の○○○○」。

❾昭和42年に発売され、当時人気を博していたバービー人形の売り上げをわずか２年で上回り、現在も子どもたちに親しまれている国民的着せ替え人形のおもちゃといえば、○○○○○人形。

❿歌詞の冒頭が「どこの誰かは知らないけれど誰もがみんな知っている」の主題歌とともに子どもたちの圧倒的な支持を受け、昭和33年に放映されたテレビ冒険活劇番組は『○○○○○○○』。

⓫実話をもとにした穂積隆信による体験記で、ある日突然、不良少女となった娘との葛藤を描き、昭和58年に放映されたテレビドラマも有名な本といえば『○○○○○○』。

⓬「アー・ユー・レディ」のかけ声に始まり、「ヘーイヘイヘイ……」と続くかけ合いで盛り上げるフィンガー5の昭和49年の大ヒット曲といえば「○○○○○○○○○」。

⓭昭和37年ごろから始まった演芸ブームの中心的な存在となり、「どうもすいません」「体だけは大事にしてください」などの名文句で知られる落語家といえば林家○○○○。

解答欄　Bの答え↓　ろ　こ　つ　て

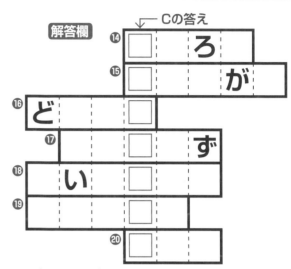

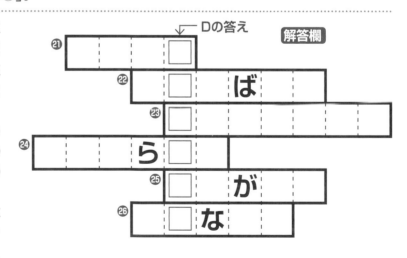

脳活ポイント

古い記憶を呼び覚ます!

昭和の文化や出来事にまつわる言葉を答え、答えのある列を縦に読むと新たな言葉が浮かび上がる脳トレです。昭和の古い記憶が呼び覚まされ、思い出す力が強まります。

正答数	かかった時間
／30問	分

50代まで 60代 70代以上
目標時間 15分 20分 25分

C 「上を向いて歩こう」といえば

⑭ 「与作」（昭和53年）「まつり」（昭和59年）などの名曲で知られる演歌の大御所は北島○○○○。

⑮ 南こうせつとかぐや姫が昭和48年に発表した名曲といえば「○○○○○」。男女が銭湯に行き、先に出た女性が待たされているようすを歌った。

⑯ へそ出し衣装で話題となった昭和47年の山本リンダのヒット曲といえば、「○○○○とまらない」。

⑰ 昭和41年に来日して武道館公演を行った、ジョン・レノンやポール・マッカートニーが所属したイギリスの人気ロックバンドはザ・○○○○○。

⑱ 子門真人の「およげ！○○○○○○」は、昭和50年にフジテレビの番組「ひらけ！ポンキッキ」のオリジナル曲として発表されて大ヒットした曲。

⑲ 昭和49年に発表され、オリコン1位を記録した郷ひろみのヒット曲といえば「よろしく○○○○○」。

⑳ 昭和60年に発売されたヒロシ＆キーボーのデビュー曲で、今なお人気の男女のデュエット曲といえば「3年目の○○○」。

D ザ・ベンチャーズの影響で流行した楽器

㉑ 「傘がない」（昭和47年）「氷の世界」（昭和48年）などのヒット曲で知られる男性シンガーソングライターといえば○○○○陽水。

㉒ 第29回紅白歌合戦でも歌われた山口百恵の昭和53年のヒット曲は「○○○○○○ Part2」。

㉓ 「ハートのエースが出てこない」（昭和50年）などのヒット曲で人気を博した伊藤蘭、田中好子、藤村美樹の3人組アイドルグループは○○○○○○○。

㉔ 近藤真彦の昭和56年のヒット曲で、その年の紅白歌合戦でも歌われたヒット曲は「○○○○○○にさりげなく」。

㉕ 沢田研二や岸部一徳（当時は岸部修三）が所属していた昭和42年にデビューの人気グループサウンズといえば、ザ・○○○○○。

㉖ 「恋のバカンス」（昭和38年）「恋のフーガ」（昭和42年）などのヒット曲で一世を風靡した伊藤エミと伊藤ユミの双子デュオといえばザ・○○○○。

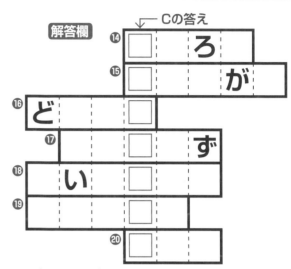

難易度……4 ★★★★★

各問題で示された順番の法則にしたがって線を引いていき、最後の文字が何かを答えてください。アルファベットの大文字・小文字とひらがな、数字がどの順番に並んでいるかを覚え、線を引くのがポイントです。

実践日　　月　　日

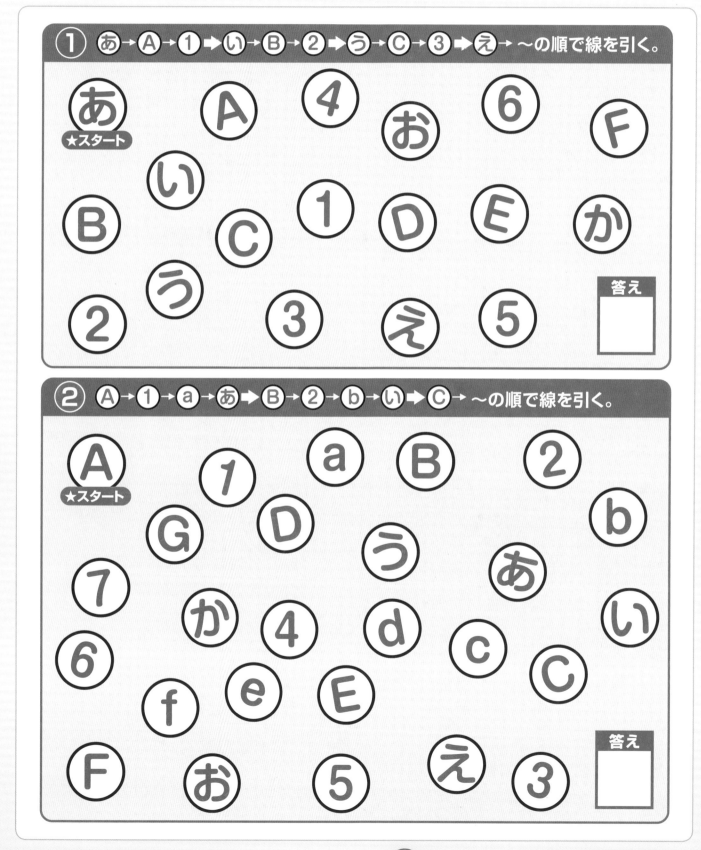

① あ→A→1→い→B→2→う→C→3→え→ 〜の順で線を引く。

② A→1→a→あ→B→2→b→い→C→ 〜の順で線を引く。

解答は72ページをご覧ください。

脳活ポイント

脳の海馬を刺激する訓練！

アルファベットの大文字・小文字、ひらがな、数字がどのような順序で並んでいるかをしっかり記憶し、線を引いていくドリルです。記憶力のアップに役立ちます。

正答数	かかった時間
／4問	分

🕐 目標時間
50代まで **25分**　60代 **35分**　70代以上 **45分**

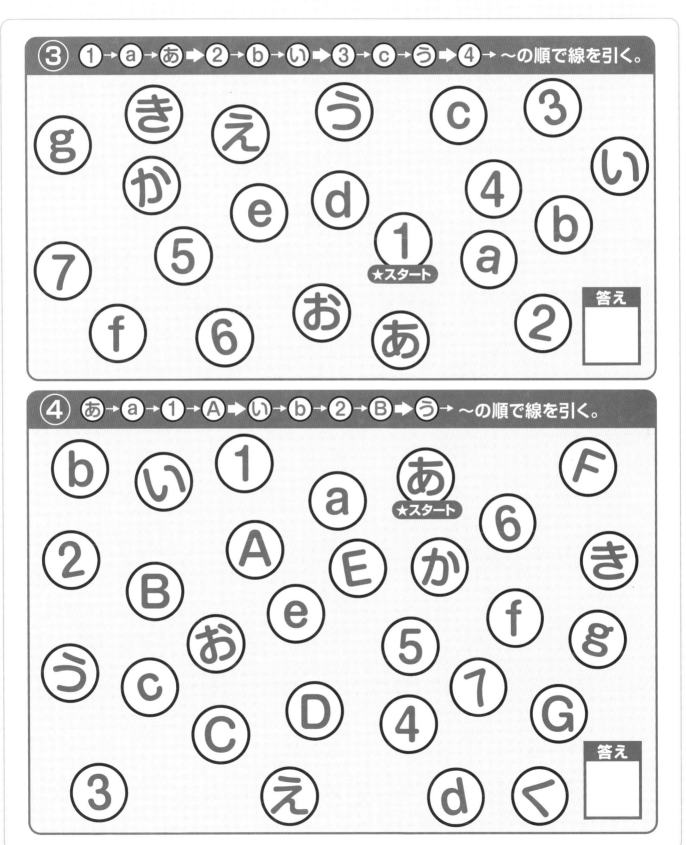

③ ①→ⓐ→あ→②→ⓑ→い→③→ⓒ→う→④→〜の順で線を引く。

④ あ→ⓐ→①→Ⓐ→い→ⓑ→②→Ⓑ→う→〜の順で線を引く。

漢字連想クイズ

難易度……3 ★★★★★

上のカタカナは、ある言葉から1文字抜いて○に置き換えてバラバラに並べたものです。足りない1文字を補ったうえで、正しく並べて漢字でカッコ内に書いてください。下の4つの言葉は答えの言葉と関連の深いヒントです。

実践日　　月　　日

---

① イ○ウカ
（　　　　　）
物の怪　　　　伝承
ウォッチ　　　鬼太郎

⑥ クシ○ョヨサ
（　　　　　）
新人賞　　　　第一作目
発表　　　　　デビュー作

② ョロドイウ○ウコセシウ
（　　　　　）
行政機関　　　雇用
健康　　　　　2001年

⑦ キジ○ンョ
（　　　　　）
手持ち　　　　現金
財布　　　　　お釣り

③ ンョ○ウシ
（　　　　　）
裁判　　　　　証明
目撃者　　　　事実

⑧ ゴチ○ズキ
（　　　　　）
マーク　　　　施設
国土地理院　　♨

④ カウ○ョキ
（　　　　　）
火事　　　　　赤
噴射　　　　　防災

⑨ ンウ○キコ
（　　　　　）
思春期　　　　親子ゲンカ
反発　　　　　家出

⑤ ンタク○イシキ
（　　　　　）
解雇　　　　　賃金
早期優遇　　　定年

⑩ ンイン○ャマデ
（　　　　　）
通勤　　　　　密集
つり革　　　　酸欠

解答　①妖怪　②厚生労働省　③証人　④消火器　⑤希望退職　⑥処女作　⑦所持金　⑧地図記号　⑨反抗期　⑩満員電車

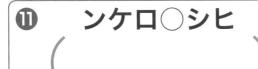

推理力を大いに鍛える！

示されたいくつかのカタカナ文字を並べ替えて意味のある言葉に直し、それを漢字で答える脳トレです。推理力や想起力が大いに鍛えられます。

正答数	かかった時間
／20問	分

🕐 目標時間　50代まで **20分**　60代 **25分**　70代以上 **30分**

---

⑪ **ンケロ○シヒ**

（　　　　　　）

安芸　　　　もみじ饅頭
カープ　　　原爆ドーム

⑯ **ドツグ○ンウ**

（　　　　　　）

スニーカー　　靴ひも
体育　　　　　ゴム底

⑫ **シヨ○リツ**

（　　　　　　）

髪結い　　　　　散髪
ひげ剃り　　マッサージ

⑰ **カタド○ギイバ**

（　　　　　　）

世間話　　　　立ち話
主婦　　　　　噂話

⑬ **イヨソ○ギツウ**

（　　　　　　）

OB　　　　　　進学
先輩　　　　　3月

⑱ **ツンエ○シリュ**

（　　　　　　）

面積　　　　　周囲
3.14　　　　　π

⑭ **マバ○グウ**

（　　　　　　）

赤ん坊　　　　ゆりかご
優先席付近　　手押し

⑲ **ガザワチ○ネノラス**

（　　　　　　）

大宰府　　　遣唐使の廃止
讃岐守　　　学問の神様

⑮ **ケュツ○キウ**

（　　　　　　）

ドラキュラ　　十字架
八重歯　　　ヨーロッパ

⑳ **クョンチカ○ウュリンカ**

（　　　　　　）

板挟み　　　　組織
課長　　　　　役職

難易度……5 ★★★★★

ヒントで示された情報から、各問に答えてください。ヒントの情報でわかったことをそれぞれの表に○と×で書き込み、そこからさらに推測して○や×を書き加えていくと、おのずと答えが見えてきます。

実践日　　　月　　　日

① かけっこが行われました。5人それぞれの順位と帽子の色を答えてください。

		順 位					帽子の色				
		1位	2位	3位	4位	5位	赤色	青色	黄色	緑色	白色
名前	たろう										
	けんじ										
	ゆうや										
	あきら										
	かずや										
帽子の色	赤色										
	青色										
	黄色										
	緑色										
	白色										

答え

たろう [　] 位 [　] 色
けんじ [　] 位 [　] 色
ゆうや [　] 位 [　] 色
あきら [　] 位 [　] 色
かずや [　] 位 [　] 色

ヒント

①最も早くゴールしたのはかずや。
②かずやの帽子は白色ではない。
③最後にゴールしたのは青色の帽子のゆうや。
④4位はたろうでもけんじでもない。
⑤けんじの次に赤い帽子のたろうがゴールした。
⑥黄色の帽子の次に白色の帽子がゴールした。

解答は73ページをご覧ください。

発想力と分析力を養う!

断片的な情報をつなぎ合わせて、全体を把握するドリルです。表のマスに、わかったことを○か×でつけていくと答えが導きやすくなります。発想力・推理力・分析力が鍛えられます。

2 昼食時のことです。5人がそれぞれ食べた定食と定食が運ばれてきた順番を答えてください。

		順　番					食べた定食				
		1番目	2番目	3番目	4番目	5番目	A定食	B定食	C定食	D定食	E定食
名前	さくら										
	さあや										
	りえこ										
	かずみ										
	あやこ										
食べた定食	A定食										
	B定食										
	C定食										
	D定食										
	E定食										

答え

さくら 　□番目 　□定食

さあや 　□番目 　□定食

りえこ 　□番目 　□定食

かずみ 　□番目 　□定食

あやこ 　□番目 　□定食

ヒント

①最初にきたのがC定食で、最後にきたのがD定食。

②2番目にきたのはあやこのB定食。

③りえこの次にさあやの定食がきた。

④さくらの定食はあやこの定食より遅かった。

⑤E定食の次にA定食がきた。

⑥さあやが食べたのはA定食でもE定食でもない。

難易度……3 ★★★★★

実践日　　月　　日

各問、下線が引いてある部分のひらがなを漢字に直したとき、①か②のどちらかになります。送り仮名が正しくなっているほうを選び、解答欄に番号を記入してください。

❶ 目にとまる 答え□
　㋐留まる　㋑留る

❷ 子供をあずける 答え□
　㋐預る　㋑預ける

❸ 道にまよう 答え□
　㋐迷う　㋑迷よう

❹ 案内人をつとめる 答え□
　㋐務める　㋑務る

❺ ゆたかな水量 答え□
　㋐豊かな　㋑豊な

❻ 怒ってあばれる 答え□
　㋐暴ばれる　㋑暴れる

❼ カゼをふせぐ 答え□
　㋐防ぐ　㋑防せぐ

❽ 彼女にむくいる 答え□
　㋐報る　㋑報いる

❾ バランスをたもつ 答え□
　㋐保もつ　㋑保つ

❿ まずしい暮らし 答え□
　㋐貧しい　㋑貧い

⓫ 地震にそなえる 答え□
　㋐備る　㋑備える

⓬ 馬こゆる秋 答え□
　㋐肥る　㋑肥ゆる

⓭ 背をくらべる 答え□
　㋐比べる　㋑比る

⓮ 袖がやぶれる 答え□
　㋐破る　㋑破れる

解答　①㋐　②㋑　③㋐　④㋐　⑤㋐　⑥㋑　⑦㋐　⑧㋑　⑨㋑　⑩㋐　⑪㋑　⑫㋑　⑬㋐　⑭㋑

言語力強化で脳を活性!

各問のひらがなで示した部分を漢字で書いたときに、正しい送り仮名を2つの選択肢から選ぶ脳トレです。注意力や認知力を強化するほか、言語中枢の側頭葉が鍛えられます。

正答数	かかった時間
／28問	分

🕐 目標時間
50代まで	60代	70代以上
15分	20分	25分

⑮ いきおいがある 　答え □
　⑦勢きおい　④勢い

⑯ その件をうけたまわる 　答え □
　⑦承る　④承まわる

⑰ なさけない姿 　答え □
　⑦情ない　④情けない

⑱ 家にまねく 　答え □
　⑦招く　④招ねく

⑲ 意見をのべる 　答え □
　⑦述る　④述べる

⑳ 学業をおさめる 　答え □
　⑦修る　④修める

㉑ 賞をさずかる 　答え □
　⑦授かる　④授る

㉒ ミスをあやまる 　答え □
　⑦謝まる　④謝る

㉓ 実力をしめす 　答え □
　⑦示す　④示めす

㉔ 野球選手をこころざす 　答え □
　⑦志ざす　④志す

㉕ 彼をささえる 　答え □
　⑦支る　④支える

㉖ わざわいのもと 　答え □
　⑦災わい　④災い

㉗ ふたたびの来訪 　答え □
　⑦再たび　④再び

㉘ 色がまざる 　答え □
　⑦混ざる　④混る

難易度……4 ★★★★★

問題の計算式は数字が消えています。各問4つあるヒントの数字から3つの数字を選び、計算式を成立させて、使わなかった数字を1つ答えてください（計算式は数種存在します。解答例にはその一例を示します）。

実践日　　月　　日

❶ □ + □ − □ = 3
6・4・3・2　答え

❷ □ − □ + □ = 5
8・1・3・7　答え

❸ □ + □ − □ = 7
5・2・9・3　答え

❹ □ − □ + □ = 11
4・3・15・8　答え

❺ □ × □ + □ = 16
8・3・1・5　答え

❻ □ ÷ □ + □ = 9
14・7・3・6　答え

❼ □ × □ − □ = 7
2・3・10・5　答え

❽ □ ÷ □ + □ = 16
8・2・22・5　答え

❾ 4 × □ + □ = □
5・21・4・19　答え

❿ □ ÷ 3 × □ = □
9・7・14・6　答え

⓫ □ × 3 + □ = □
18・3・24・7　答え

⓬ □ ÷ □ × 9 = □
2・18・12・6　答え

解答 ❶6（4+2−3=3）　❷8（7−3+1=5）　❸2（3+9−5=7）　❹3（15−8+4=11）
❺8（3×5+1=16）　❻14（6÷3+7=9）　❼10（5×2−3=7）　❽8（22÷2+5=16）
❾19（4×4+5=21）　❿9（6÷3×7=14）　⓫18（7×3+3=24）　⓬2（12÷6×9=18）

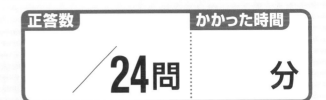
推理力を断然強化する！

計算式の空欄に該当する数字を推理して、計算式が成立するように答えを導く脳トレです。暗算をくり返し行うことで、脳の司令塔である前頭前野が鍛えられます。

	50代まで	60代	70代以上
目標時間	25分	35分	45分

⑬ ☐ ＋ ☐ － ☐ ＝ 4

5・4・1・8　答え

⑭ ☐ － ☐ ＋ ☐ ＝ 7

12・6・10・3　答え

⑮ ☐ ＋ ☐ － ☐ ＝ 13

9・10・3・7　答え

⑯ ☐ － ☐ ＋ ☐ ＝ 11

8・17・16・2　答え

⑰ ☐ × ☐ ＋ ☐ ＝ 13

3・8・5・2　答え

⑱ ☐ ÷ ☐ ＋ ☐ ＝ 9

4・12・8・7　答え

⑲ ☐ × ☐ － ☐ ＝ 22

5・9・11・3　答え

⑳ ☐ ÷ ☐ ＋ ☐ ＝ 10

7・20・15・5　答え

㉑ 4 × ☐ ＋ ☐ ＝ ☐

5・17・3・19　答え

㉒ ☐ ÷ 8 × ☐ ＝ ☐

3・24・16・6　答え

㉓ ☐ × 2 ＋ ☐ ＝ ☐

11・6・23・4　答え

㉔ ☐ ÷ ☐ × 6 ＝ ☐

18・36・27・9　答え

⑬4（8＋1－5＝4）　⑭12（10－6＋3＝7）　⑮16（17－8＋2＝11）
⑰8（2×5＋3＝13）　⑱12（8÷4＋7＝9）　⑲11（9×3－5＝22）　⑳20（15÷5＋7＝10）
㉑19（4×3＋5＝17）　㉒24（16÷8×3＝6）　㉓4（6×2＋11＝23）　㉔36（27÷9×6＝18）

解答　37

難易度……3 ★★★★★

各問、中央の解答欄の左側には答えの前につく言葉が、右側には後ろにつく言葉が2つずつ並んでいます。これらの言葉が前後につけられる言葉を、ヒントにしたがって解答欄に書いてください。

実践日　　月　　日

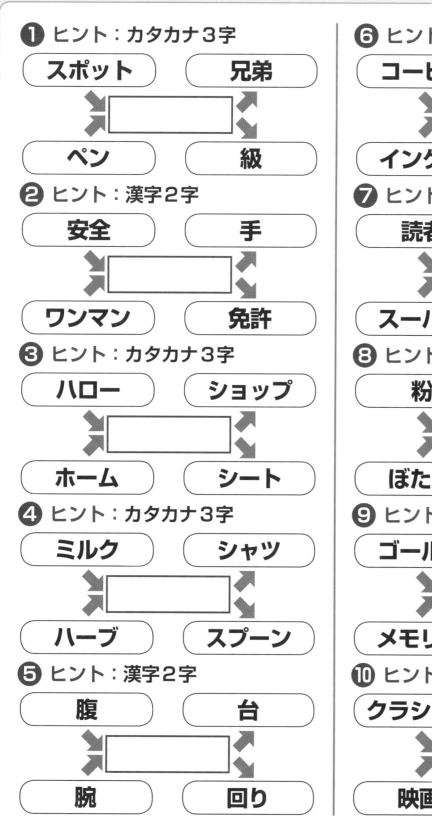

❶ ヒント：カタカナ3字

スポット		兄弟
ペン		級

❷ ヒント：漢字2字

安全		手
ワンマン		免許

❸ ヒント：カタカナ3字

ハロー		ショップ
ホーム		シート

❹ ヒント：カタカナ3字

ミルク		シャツ
ハーブ		スプーン

❺ ヒント：漢字2字

腹		台
腕		回り

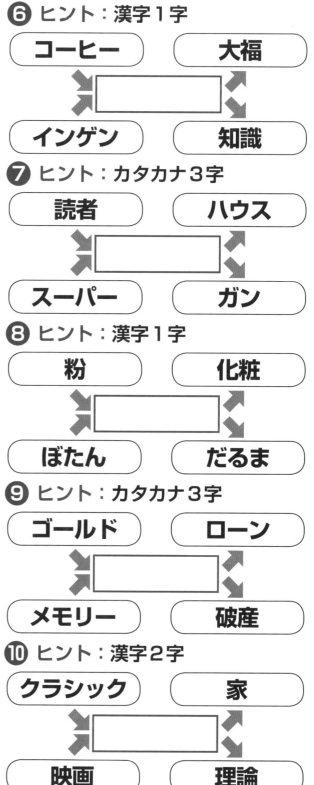

❻ ヒント：漢字1字

コーヒー		大福
インゲン		知識

❼ ヒント：カタカナ3字

読者		ハウス
スーパー		ガン

❽ ヒント：漢字1字

粉		化粧
ぼたん		だるま

❾ ヒント：カタカナ3字

ゴールド		ローン
メモリー		破産

❿ ヒント：漢字2字

クラシック		家
映画		理論

解答 ①ライト ②運転 ③ワーク ④ティー ⑤時計 ⑥豆 ⑦マイン ⑧雪 ⑨バー ⑩音楽

新感覚の連想脳トレ！

正答数 ／20問　かかった時間　分

問題に示された4つの言葉をヒントに、前後につけることでできる言葉が何かを考える脳トレです。ヒントから連想することで、思い出す力が鍛えられます。

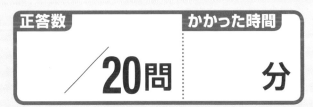

50代まで　60代　70代以上
目標時間　20分　30分　40分

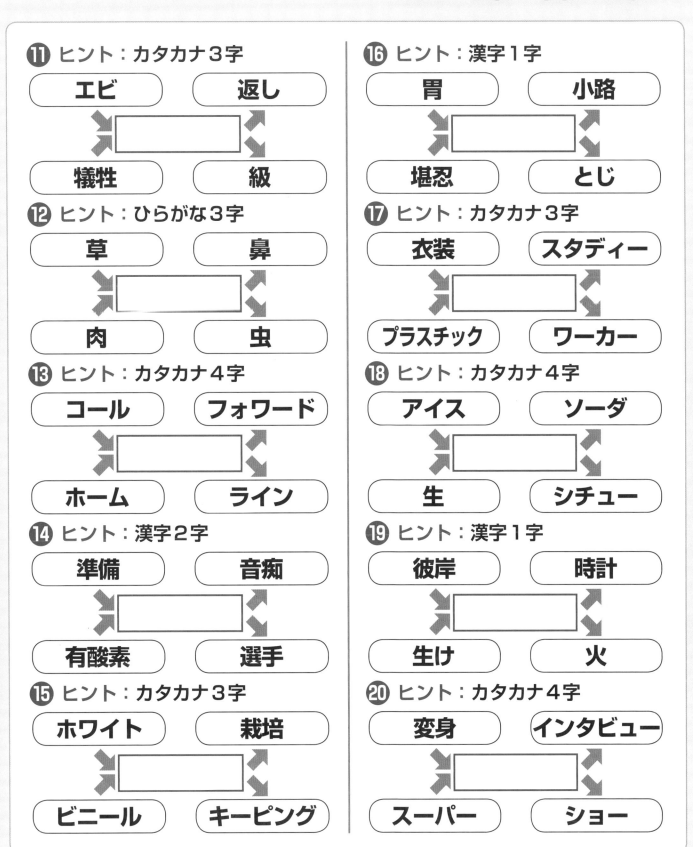

⑪ ヒント：カタカナ3字

エビ	返し
犠牲	級

⑫ ヒント：ひらがな3字

草	鼻
肉	虫

⑬ ヒント：カタカナ4字

コール	フォワード
ホーム	ライン

⑭ ヒント：漢字2字

準備	音痴
有酸素	選手

⑮ ヒント：カタカナ3字

ホワイト	栽培
ビニール	キーピング

⑯ ヒント：漢字1字

胃	小路
堪忍	とじ

⑰ ヒント：カタカナ3字

衣装	スタディー
プラスチック	ワーカー

⑱ ヒント：カタカナ4字

アイス	ソーダ
生	シチュー

⑲ ヒント：漢字1字

彼岸	時計
生け	火

⑳ ヒント：カタカナ4字

変身	インタビュー
スーパー	ショー

解答　⑯袋　⑰ケース　⑱クリーム　⑲花　⑳スター
⑪フライ　⑫ぶとう　⑬センター　⑭運動　⑮ハウス

暗号解読計算

各問にある㋐から最大で㋕の計算式を解き、その答えを上の表と照らし合わせて対応するひらがなを導き、右側にある空欄に入れて言葉を作ります。❺〜❼、⓬〜⓮はひらがなを並べ替えて言葉を作ってください。

❶〜❼ 数字とひらがな対応表

1 つ	2 れ	3 ら	4 ち	5 す	6 あ	7 う	8 め	9 ゆ
10 せ	11 い	12 ん	13 し	14 ま	15 た	16 か	17 え	18 ろ
19 と	20 ふ	21 く	22 や	23 さ	24 こ	25 に	26 ほ	27 な
28 る	29 り	30 も	31 の	32 お	33 は	34 ね	35 そ	36 へ
37 わ	38 ひ	39 ぬ	40 て	41 む	42 き	43 み	44 よ	45 け

❶ ㋐ $5+3$　㋑ $6×3$　㋒ $24÷2$

㋐	㋑	㋒

❷ ㋐ $12×2$　㋑ $7+7$　㋒ $2-1$　㋓ $54÷2$

㋐	㋑	㋒	㋓

❸ ㋐ $15+8$　㋑ $13-12$　㋒ $16-2$　㋓ $7+4$　㋔ $6×5$

㋐	㋑	㋒	㋓	㋔

❹ ㋐ $6+8$　㋑ $24-12$　㋒ $66-32$　㋓ $6×2$　㋔ $76÷2$　㋕ $1×1$

㋐	㋑	㋒	㋓	㋔	㋕

❺ ㋐ $3+16$　㋑ $35-6$　㋒ $42÷7$　㋓ $11×2$

?	㋓	?	?

❻ ㋐ $6×4$　㋑ $48÷3$　㋒ $14+15$　㋓ $11+10$　㋔ $8+7$

㋑	?	?	?	?

❼ ㋐ $20+20$　㋑ $17-10$　㋒ $13×2$　㋓ $88-44$　㋔ $36+6$　㋕ $72÷6$

?	?	?	?	?	㋑

解答　❶うめこ　❷こまいち　❸さいうまろ　❹まちすくたい　❺あきかつり　❻かたくつわ　❼よこすなまう

脳活ポイント
計算力や注意力を鍛錬！

数字とひらがなが対応した一覧表をヒントに、問題の暗号を解いて計算を解く脳トレです。計算力や注意力のほか、海馬を刺激して短期記憶の力も養われます。

正答数	かかった時間
／ 14問	分

目標時間　50代まで **25分**　60代 **35分**　70代以上 **45分**

数字とひらがな対応表 ⑧〜⑭

1 か	2 ん	3 よ	4 ぬ	5 り	6 た	7 も	8 れ	9 さ
10 ろ	11 る	12 こ	13 め	14 や	15 み	16 え	17 ら	18 へ
19 せ	20 と	21 い	22 に	23 け	24 う	25 そ	26 ほ	27 ね
28 ゆ	29 ま	30 す	31 ち	32 し	33 は	34 つ	35 お	36 む
37 く	38 ふ	39 て	40 あ	41 ひ	42 な	43 の	44 わ	45 き

⑧ ㋐ $6-5$　㋑ 3×2　㋒ 6×7

㋐	㋑	㋒

⑨ ㋐ $22-7$　㋑ 5×5　㋒ $20+12$　㋓ $33\div3$

㋐	㋑	㋒	㋓

⑩ ㋐ $18+15$　㋑ $20-9$　㋒ 2×7　㋓ $75-45$　㋔ $45\div3$

㋐	㋑	㋒	㋓	㋔

⑪ ㋐ 8×4　㋑ $4-2$　㋒ $6\div6$　㋓ $8-6$　㋔ $17+2$　㋕ $50-48$

㋐	㋑	㋒	㋓	㋔	㋕

⑫ ㋐ $26+5$　㋑ 10×2　㋒ $55\div11$　㋓ $80-75$

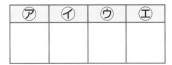

？	？	㋑	？

⑬ ㋐ $36+7$　㋑ $70-64$　㋒ $2-1$　㋓ $56\div8$　㋔ $68\div4$

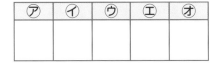

㋑	？	？	？	？

⑭ ㋐ $19+11$　㋑ $41-4$　㋒ 3×7　㋓ $1\div1$　㋔ $96\div32$　㋕ $63\div3$

？	？	？	？	？	？

17日目 並べ替えW熟語探し

難易度……3 ★★★☆☆

実践日　　月　　日

各問のカタカナを使って2種類の二字熟語の読み仮名を作り、リスト内の漢字でその2つの二字熟語を解答欄に書いてください。問題はA〜Dに分かれています。小文字と大文字の区別はありません。答えは順不同です。

A

❶ ウコンシ →

❷ クウヤヨ →

❸ イスウト →

❹ ツンダケ →

❺ ホイウタ →

❻ イウコケ →

●リスト

大	出	後	行	団	用	決	進
薬	要	信	包	約	結	納	向
帯	傾	仰	砲	酔	継	断	陶

B

❶ サボウイ →

❷ セカンイ →

❸ ウヒヨシ →

❹ ンセンカ →

❺ コインサ →

❻ ヨフキウ →

●リスト

根	再	細	海	回	不	災	消
表	染	菜	防	胞	費	恐	況
鮮	紙	婚	戦	怖	感	艦	旋

42

解答

A ①行進・信仰 ②要約・薬用 ③出納・陶器 ④決断・脱脂 ⑤包帯・砲丸・天砲 ⑥後継・傾向

B ①防災・消防 ②世界・海鮮 ③消火・回火 ④乾燥・観戦 ⑤再婚・細胞 ⑥不況・豊作

言語脳を大いに刺激!

バラバラに示された読み仮名を並べ替え、リストから漢字を選んで2種類の熟語を作る脳トレです。脳の言語中枢が刺激され、認知力も高まります。

目標時間　50代まで **25分**　60代 **35分**　70代以上 **45分**

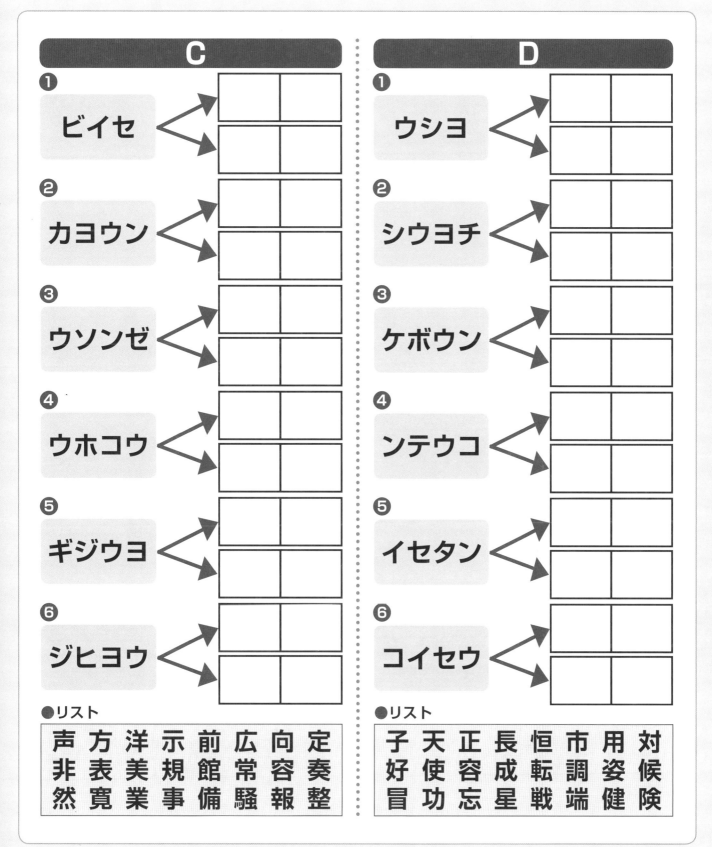

C

❶ ビイセ

❷ カヨウン

❸ ウソンゼ

❹ ウホコウ

❺ ギジウヨ

❻ ジヒヨウ

●リスト

声	方	洋	示	前	広	向	定
非	表	美	規	館	常	容	奏
然	寛	業	事	備	騒	報	整

D

❶ ウシヨ

❷ シウヨチ

❸ ケボウン

❹ ンテウコ

❺ イセタン

❻ コイセウ

●リスト

子	天	正	長	恒	市	用	対
好	使	容	成	転	調	姿	候
冒	功	忘	星	戦	端	健	険

難易度……**3** ★★★☆☆

各問には、生き物や野菜・果物の影絵（シルエット）が４つ重なった問題が提示されています。①～⑤の選択肢の中から、問題の影絵にないものを１つ選び、解答欄に番号を書いてください。

実践日 　　月　　日

A

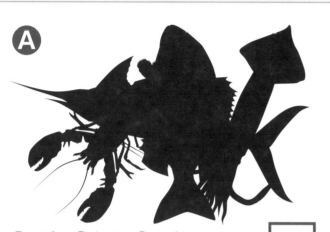

① エビ　② タイ　③ カジキ
④ イソギンチャク　⑤ スルメイカ

B

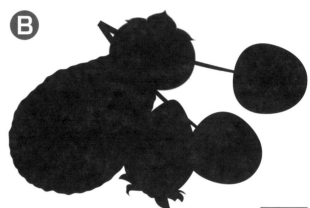

① イチゴ　② サクランボ　③ リンゴ
④ カキ　⑤ アボカド

C

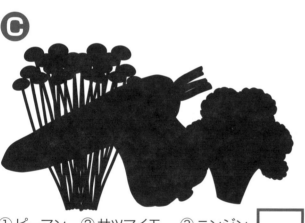

① ピーマン　② サツマイモ　③ ニンジン
④ カリフラワー　⑤ エノキダケ

D

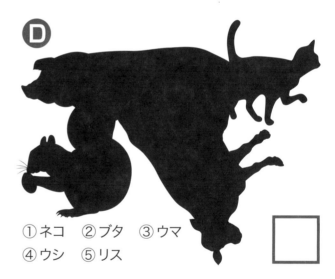

① ネコ　② ブタ　③ ウマ
④ ウシ　⑤ リス

E

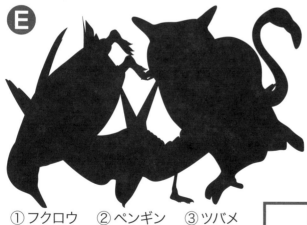

① フクロウ　② ペンギン　③ ツバメ
④ ハクチョウ　⑤ フラミンゴ

F

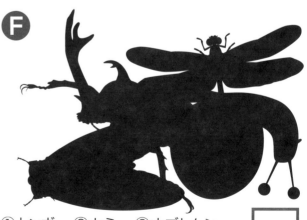

① トンボ　② セミ　③ カブトムシ
④ ハチ　⑤ カタツムリ

解答 A④イソギンチャク B③リンゴ C①ピーマン D②ブタ E④ハクチョウ F①トンボ

脳活ポイント

脳の見る力を訓練！

4つのシルエット（影絵）が重なった問題の絵を見て、選択肢の中から問題にない影絵が何かを答える脳トレです。後頭葉が刺激されて、脳の見る力が鍛えられ、注意力や集中力もアップします。

正答数	かかった時間
／ 12問	分

目標時間	50代まで	60代	70代以上
	20分	25分	30分

G

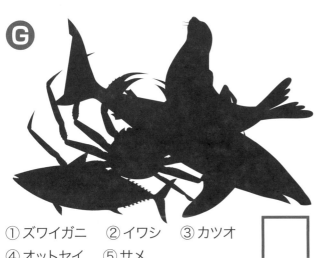

① ズワイガニ　② イワシ　③ カツオ
④ オットセイ　⑤ サメ

H

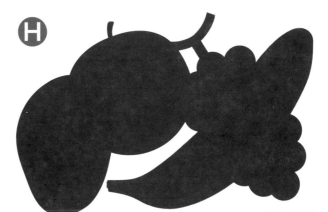

① ナシ　② マンゴー　③ バナナ
④ グレープフルーツ　⑤ ブドウ

I

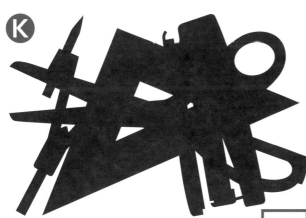

① マッシュルーム　② ネギ　③ トマト
④ ジャガイモ　⑤ サツマイモ

J

① ネズミ　② サル　③ ネコ
④ ラクダ　⑤ サイ

K

① ハサミ　② ホチキス　③ コンパス
④ カッター　⑤ 三角定規

L

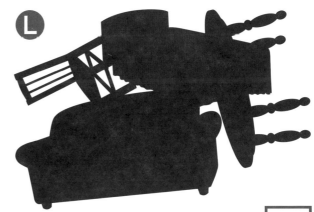

① テーブル　② タンス　③ ベッド
④ イス　⑤ ソファ

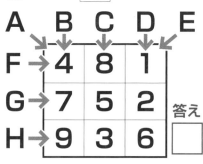
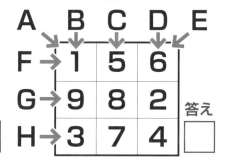
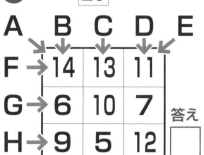
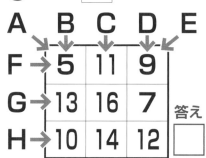
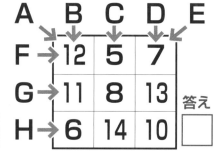
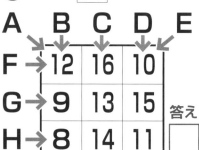
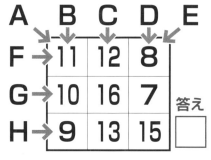
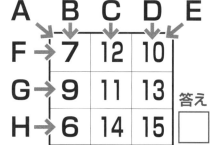
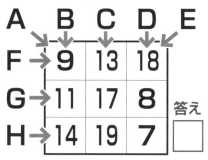
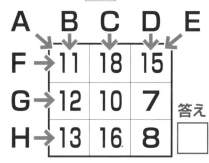

19日目　ライン計算

難易度……3 ★★★★★

実践日 　月　　日

各問に並んだ数字について、A～Hの矢印で示した縦・横・ななめの列に並ぶ3つの数字の合計が、問題に提示した数字になる列はどれでしょうか。A～Hの記号で解答欄に書いてください。

❶ 合計が 18 になる列

	A	B	C	D	E
F→	8	7	2		
G→	6	9	3		答え
H→	5	1	4		

❷ 合計が 20 になる列

	A	B	C	D	E
F→	4	8	1		
G→	7	5	2		答え
H→	9	3	6		

❸ 合計が 17 になる列

	A	B	C	D	E
F→	1	5	6		
G→	9	8	2		答え
H→	3	7	4		

❹ 合計が 29 になる列

	A	B	C	D	E
F→	14	13	11		
G→	6	10	7		答え
H→	9	5	12		

❺ 合計が 33 になる列

	A	B	C	D	E
F→	5	11	9		
G→	13	16	7		答え
H→	10	14	12		

❻ 合計が 24 になる列

	A	B	C	D	E
F→	12	5	7		
G→	11	8	13		答え
H→	6	14	10		

❼ 合計が 33 になる列

	A	B	C	D	E
F→	12	16	10		
G→	9	13	15		答え
H→	8	14	11		

❽ 合計が 41 になる列

	A	B	C	D	E
F→	11	12	8		
G→	10	16	7		答え
H→	9	13	15		

❾ 合計が 29 になる列

	A	B	C	D	E
F→	7	12	10		
G→	9	11	13		答え
H→	6	14	15		

❿ 合計が 34 になる列

	A	B	C	D	E
F→	9	13	18		
G→	11	17	8		答え
H→	14	19	7		

⓫ 合計が 38 になる列

	A	B	C	D	E
F→	11	18	15		
G→	12	10	7		答え
H→	13	16	8		

⓬ 合計が 48 になる列

	A	B	C	D	E
F→	16	17	19		
G→	14	12	9		答え
H→	18	11	8		

解答 ①G ②B ③E ④B ⑤A ⑥F ⑦H ⑧C ⑨F ⑩B ⑪E ⑫B

脳活ポイント
計算力を強める脳訓練!

正答数	かかった時間
/24問	分

3×3のマスに入った9つの数字を見て、縦・横・斜めに並ぶ3つの数字の合計が、問題に示された数字になるのがどの列かを探す脳トレです。計算力や見る力が磨かれます。

目標時間 50代まで **20分** 60代 **30分** 70代以上 **40分**

---

⑬ 合計が 19 になる列

	A	B	C	D	E
F	1	8	3		
G	4	2	7		答え
H	5	6	9		

⑭ 合計が 18 になる列

	A	B	C	D	E
F	7	5	4		
G	3	2	8		答え
H	6	1	9		

⑮ 合計が 15 になる列

	A	B	C	D	E
F	4	9	3		
G	5	1	7		答え
H	6	2	8		

⑯ 合計が 33 になる列

	A	B	C	D	E
F	5	13	12		
G	6	14	10		答え
H	7	11	8		

⑰ 合計が 31 になる列

	A	B	C	D	E
F	8	13	9		
G	14	10	5		答え
H	12	11	7		

⑱ 合計が 32 になる列

	A	B	C	D	E
F	9	11	7		
G	10	14	8		答え
H	6	12	13		

⑲ 合計が 31 になる列

	A	B	C	D	E
F	8	7	9		
G	13	10	11		答え
H	15	14	16		

⑳ 合計が 39 になる列

	A	B	C	D	E
F	13	14	16		
G	11	9	12		答え
H	15	7	16		

㉑ 合計が 33 になる列

	A	B	C	D	E
F	13	8	9		
G	11	10	16		答え
H	7	12	14		

㉒ 合計が 35 になる列

	A	B	C	D	E
F	10	19	12		
G	11	9	17		答え
H	13	8	16		

㉓ 合計が 40 になる列

	A	B	C	D	E
F	11	7	9		
G	13	18	15		答え
H	10	8	16		

㉔ 合計が 44 になる列

	A	B	C	D	E
F	17	13	18		
G	14	7	15		答え
H	9	8	11		

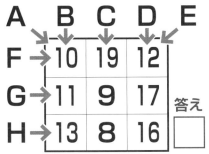

難易度……3 ★★★★★

地図上にある空白を埋めるピースがリストに並んでいます。それぞれのページのリストの中から、地図の空白にピタリと合うものを選んで、空白部の解答欄に番号で書いてください。

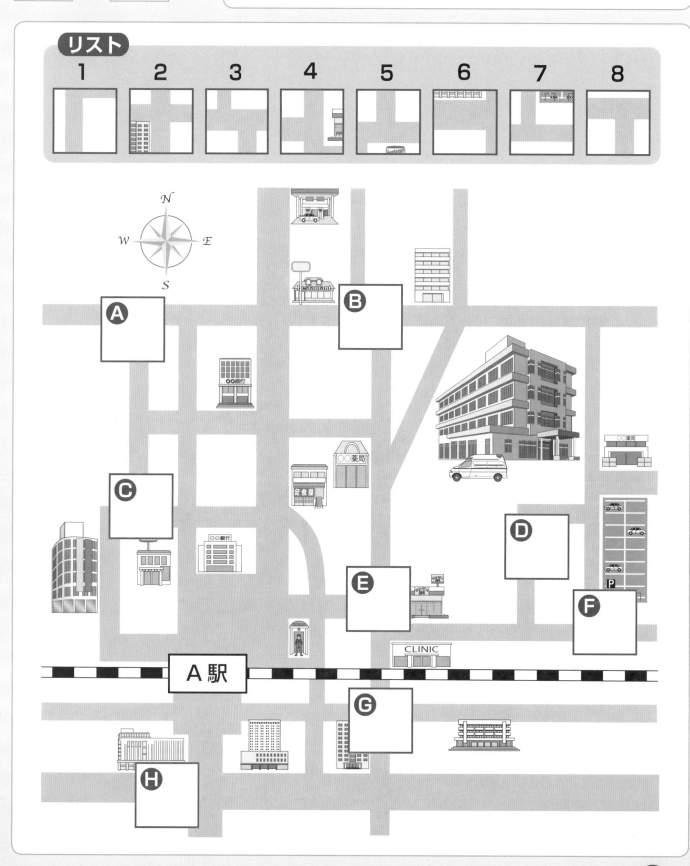

解答 A8 B3 C5 D1 E4 F7 E2 H6

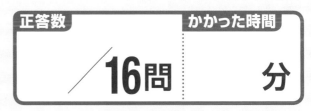

脳活ポイント
脳のイメージ力を磨く!

地図上にある空白を埋めるピースがリストに並んでいるので、それぞれの空白に合うピースが何かを答える脳トレです。脳のイメージ力や注意力・識別力が鍛えられます。

正答数	かかった時間
／16問	分

⏱ 目標時間　50代まで **15分**　60代 **20分**　70代以上 **30分**

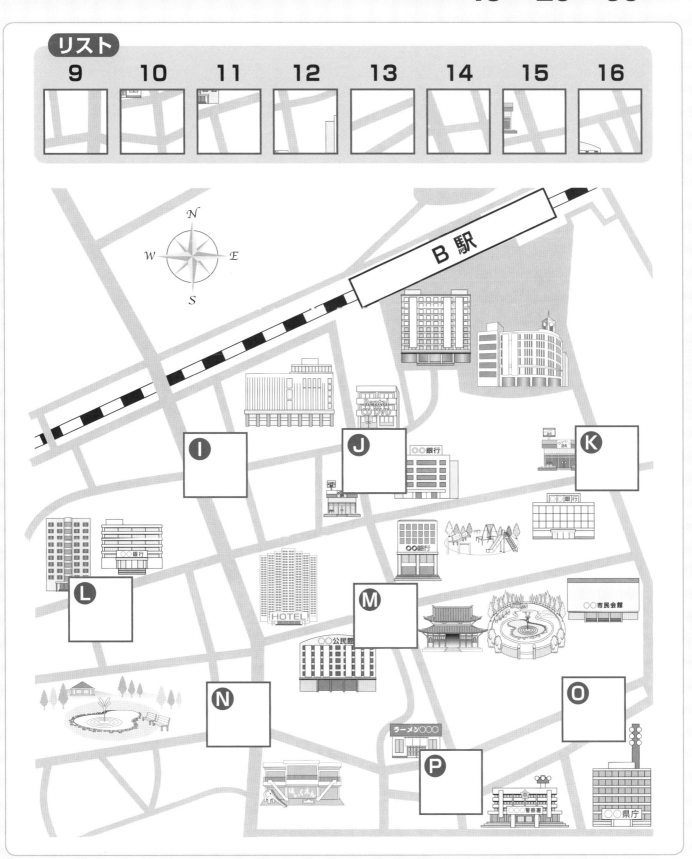

ひらがな結び

難易度……3 ★★★★★

マスの中にあるひらがなだけを拾って並び替え、ヒントに見合う言葉を作りましょう。解答欄には、漢字でその言葉を書いてください。漢字の文字数はマスの数と一致します。

実践日　　月　　日

❶ ヒント 道路

モ	ご	ア	ト
し	ケ	ヤ	ス
コ	ユ	ん	バ
シ	ギ	イ	う

答え

❷ ヒント 乗り物

ん	せ	ン	か
ヌ	ナ	し	ミ
ノ	ん	プ	ジ
キ	カ	ん	ソ

答え

❸ ヒント 平安時代の武将

き	ウ	い	ら
ダ	り	ゴ	ニ
た	ラ	も	ム
パ	の	モ	よ

答え

❹ ヒント 体の部位

ポ	キ	ゆ	ス
ラ	く	ク	う
で	ア	り	ノ
す	ジ	ケ	び

答え

❺ ヒント 教科

か	ン	し	さ
シ	す	ケ	イ
ん	ゃ	い	ズ
ト	ニ	う	ウ

答え

❻ ヒント 豆類

ヨ	キ	ま	っ
ボ	な	え	ク
だ	ド	と	ダ
う	ル	サ	め

答え

❼ ヒント 都道府県

シ	か	コ	か
お	タ	が	セ
ナ	さ	ヤ	な
わ	ア	ブ	ル
モ	ウ	お	ニ

答え

❽ ヒント 調味料

ヤ	ホ	お	ス
ハ	う	ヤ	し
し	ゲ	テ	ユ
キ	ら	と	グ
タ	ヨ	ン	が

答え

❾ ヒント 公共施設

タ	か	シ	え
う	ド	し	ル
ド	ん	ア	ン
と	ケ	パ	こ
モ	ん	コ	ょ

答え

解答　❶信号　❷新幹線　❸平将門　❹腕時計　❺算数・国語　❻枝豆・栃豆　❼大阪・神奈川　❽醤油・塩　❾交番・図書館

認知力アップに絶好!

正答数	かかった時間
／18問	分

ひらがなを拾い、ヒントに合う言葉を漢字で答える脳トレです。ひらがなを見つけ、並べ替え、漢字で書くという3つの課題をこなすため、認知力アップに役立ちます。

目標時間　50代まで **15分**　60代 **20分**　70代以上 **30分**

---

⑩ ヒント 和食

チ	モ	ん	ゼ
ワ	せ	ゲ	セ
ゾ	ロ	ケ	き
は	シ	マ	ネ

答え □□

⑪ ヒント 本

こ	ラ	ス	う
フ	ザ	さ	ピ
し	ク	ワ	ジ
テ	ん	ネ	ょ

答え □□□

⑫ ヒント 江戸末期の武士

つ	ゅ	ケ	い
ゲ	エ	か	コ
サ	し	ビ	シ
か	ン	レ	う

答え □□□□

⑬ ヒント スポーツ

う	っ	う	き
ワ	ノ	じ	ラ
ど	た	ツ	う
ゅ	グ	ン	ゅ

答え □□□□

⑭ ヒント 惑星

せ	す	ス	テ
チ	タ	ゅ	き
ち	い	ク	ズ
ソ	ム	い	う

答え □□□□

⑮ ヒント 教科

い	ヤ	オ	ビ
ネ	か	え	ユ
キ	ヒ	フ	ザ
ヨ	ご	ノ	り

答え □□□□

⑯ ヒント 乗り物

カ	き	う	チ
ゅ	レ	ト	き
シ	ン	ひ	テ
ネ	き	キ	ゴ
こ	ノ	エ	う

答え □□□□□

⑰ ヒント 飲み物

ん	ゾ	と	イ
ト	い	ケ	う
シ	に	オ	げ
う	ヌ	ち	カ
ゃ	ン	ま	ゅ

答え □□□□□

⑱ ヒント 装飾品

シ	け	ロ	で
び	ノ	コ	ゴ
い	カ	ゆ	ミ
ス	ど	ユ	ン
う	ゼ	ナ	わ

答え □□□□□

神経衰弱ドリル

難易度……**4** ★★★★★

各問、3ケタの数字が適当に並んでいます。この中から同じ数字のペアを見つけ、それぞれを○で囲んでください。問1〜4、問6〜12には同じ数字のペアが1組、問5〜8、問13〜16には同じ数字のペアが2組あります。

実践日

　月　　日

❶　1ペア

128	532	412	223	366
243	653	135	523	422
398	259	658	118	223
555	483	312	198	639

❷　1ペア

669	512	482	312	254
564	136	718	543	431
345	294	172	743	698
477	386	564	279	198

❸　1ペア

231	912	741	699	788
543	437	277	937	858
601	599	489	205	965
788	822	620	561	409

❹　1ペア

111	234	138	279	322
393	440	124	251	290
334	431	486	138	188
266	302	382	451	498

❺　2ペア

856	712	632	132	238
411	842	301	754	659
514	459	313	488	145
842	936	732	683	596
488	380	208	897	198

❻　2ペア

118	254	333	455	512
379	632	750	124	304
487	289	560	333	699
773	186	210	469	687
523	750	421	592	603

❼　2ペア

521	249	114	201	512
163	342	559	232	433
473	540	357	281	173
189	274	390	512	491
597	408	397	124	249

❽　2ペア

825	703	622	549	314
408	881	721	687	566
703	351	449	845	784
641	509	349	491	807
549	759	608	511	387

解答　❶223 ❷564 ❸788 ❹138 ❺488・842 ❻333・750 ❼249・512 ❽549・703

脳の作業記憶を鍛える！

　3ケタの数字がランダムに並ぶ問題の中から、同じ並びの数字を1組あるいは2組探す脳トレです。作業のために一時的に記憶する力「ワーキングメモリ」が鍛えられます。

⑨　1ペア

510	458	379	112	237
301	298	131	431	543
458	589	321	409	275
928	158	197	288	318

⑩　1ペア

532	732	198	823	346
336	845	148	708	548
591	222	732	130	891
365	389	888	129	704

⑪　1ペア

194	911	608	208	782
937	112	298	794	611
705	208	677	904	173
189	994	658	221	731

⑫　1ペア

904	338	214	614	574
326	670	992	200	512
508	696	387	214	956
931	309	298	633	555

⑬　2ペア

224	609	891	108	918
513	692	246	823	143
985	509	673	609	542
932	177	854	282	804
291	123	950	513	633

⑭　2ペア

960	117	639	505	934
802	312	517	809	340
671	900	117	951	165
698	538	823	960	378
843	590	654	101	352

⑮　2ペア

661	807	422	370	512
891	159	484	854	630
312	573	132	591	107
387	659	825	406	463
891	682	355	107	500

⑯　2ペア

245	870	416	628	748
105	168	183	724	671
402	819	227	283	807
435	671	776	139	168
797	659	489	891	279

言葉あやとり

難易度……3 ★★★★★

各問12〜20字のひらがながバラバラに並んでいます。これを拾って各設問のテーマに一致する言葉を4つずつ完成させてください（使用は1字につき1回）。解答欄の□の数は答えの文字数に相当します。

実践日　　月　　日

Ⓐ 春の花の名前4つ

さ く め う
つ な つ じ
ら の な は

❶ □□
❷ □□□
❸ つ □□
❹ □□□

Ⓑ 昆虫の名前4つ

ば っ き ん
か た ま り
と ぼ は ち

❺ □□□
❻ □□□
❼ ば □□
❽ □□□□

Ⓒ 麺類の名前4つ

ひ や そ う
む ぎ め し
と う め ん
ほ う き

❾ □□□□
❿ ほ □□□
⓫ □□□□
⓬ □□□□

Ⓓ 外国語の名前4つ

ご ど つ ご
い え い ご
い ろ あ ん
し ろ す ご
ふ ら ご

⓭ □□□□
⓮ □□□□□
⓯ ど □□□
⓰ □□□□

Ⓔ 計算の種類の名前4つ

か ざ た ざ
し ざ け ん
し ん ざ り
ざ ん ん ひ
き わ ん

⓱ □□□□
⓲ □□□□
⓳ □□□□
⓴ わ □□□

Ⓕ 卵料理の名前4つ

お や お い す
ど む ん ら こ
ま め き や ま
た ゆ だ で ご

㉑ □□□□
㉒ め □□□
㉓ □□□□
㉔ □□□□

解答

Ⓐ うめ・さくら・つつじ・なのはな　Ⓑ はち・とんぼ・ばった・かまきり
Ⓒ ひやむぎ・ほうとう・そうめん・うどん　Ⓓ えいご・ふらんすご・どいつご・ちゅうごくご
Ⓔ たしざん・ひきざん・かけざん・わりざん　Ⓕ目玉焼き・めだまやき・おむれつ・おやこどん・すきやきたまご

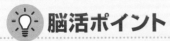 脳活ポイント

テーマから言葉を想起！

正答数 ／48問　　かかった時間 分

バラバラに並んだひらがなを1回ずつ使い、各問題のテーマに沿って単語を4つ作る脳トレです。想起力や思考力、言語力が大いに鍛えられます。

 目標時間　50代まで **25分**　60代 **35分**　70代以上 **45分**

Ｇ 12星座の名前4つ

かしにし
しざやいて
しざぎざざ

㉕ ☐☐☐
㉖ ☐☐☐
㉗ し ☐☐
㉘ ☐☐☐

Ｈ 裁縫道具の名前4つ

はちゃこ
りはみさ
ぬきびゆ

㉙ ☐☐☐
㉚ ち ☐☐
㉛ ☐☐☐
㉜ ☐☐☐

Ｉ 相撲の力士の番付名4つ

よこわけ
おむすび
きづなお
こぜせき

㉝ ☐☐☐☐
㉞ ☐☐☐☐
㉟ ☐☐☐☐
㊱ こ ☐☐☐

Ｊ 調味料の名前4つ

どますた
ゆしおけ
ちゃっぷ
しょーう

㊲ ☐☐
㊳ ☐☐☐☐
㊴ ま ☐☐
㊵ ☐☐☐☐

Ｋ 観葉植物の名前4つ

ぽいびー
べんとす
ぱじゃみ
あきらん

㊶ ☐☐☐
㊷ ぱ ☐☐☐
㊸ ☐☐☐
㊹ ☐☐☐☐

Ｌ 童謡の題名4つ

はさるんら
たさくろう
ぞうがたき
ももさくら

㊺ ☐☐☐☐
㊻ は ☐☐☐
㊼ ☐☐☐☐
㊽ ☐☐☐☐

時代劇間違い探し

難易度……3 ★★★★★

時代劇をテーマにした間違い探しです。ⒶとⒷの絵には違うところがそれぞれ8つずつあります。2つの絵をよく見比べ、Ⓑの絵の違うところを丸で囲んでください。

実践日

☐ 月 ☐ 日

テーマ 大岡越前
<small>おおおかえちぜん</small>

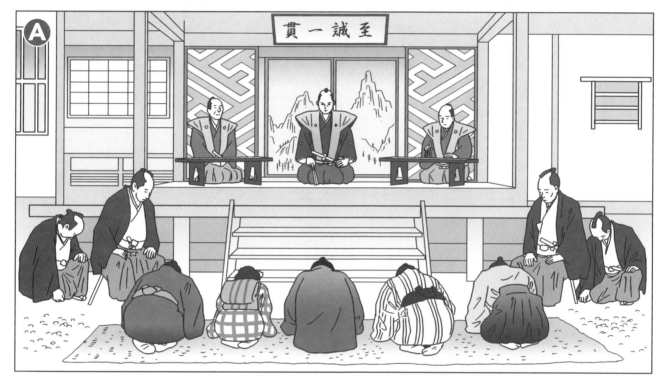

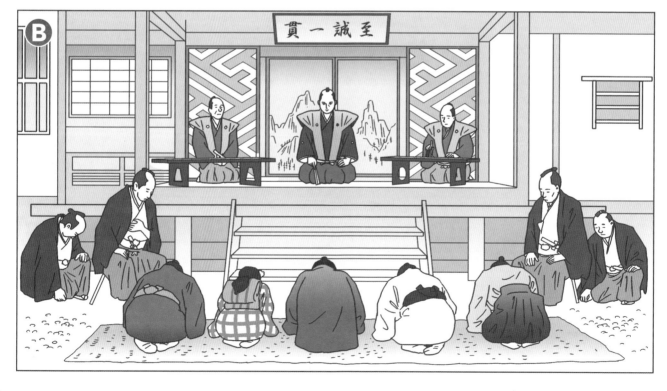

解答は73ページをご覧ください。

注意力と識別力を強化!

時代劇の一場面がモチーフのイラストを使った間違い探しの脳トレです。脳の後頭葉にある視覚野が刺激され、空間認識力や注意力・識別力が強まると考えられます。

目標時間 50代まで **10**分 60代 **15**分 70代以上 **20**分

テーマ 銭形平次（ぜにがたへいじ）

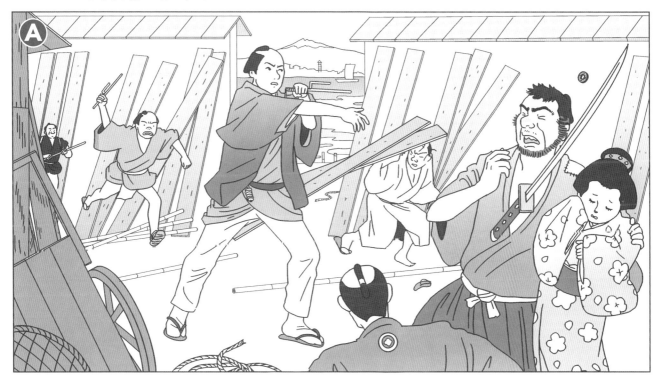

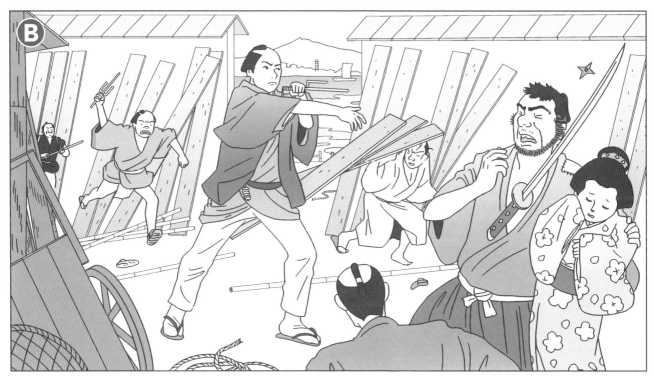

難易度……**3** ★★★★★

各問の説明文を読み、それがどんな慣用句・ことわざを示すか答えてください。A群・B群から1つずつ選び、つなげて読むと正解の慣用句・ことわざが導けます。解答は記号で書いてください。

実践日　　月　　日

❶ 心配事がなくなって、気分が晴れやかになる

A群
㋐ 胸のトゲが
㋑ 胸のつかえが
㋒ 胸の痛みが

B群
㋐ らくになる
㋑ 抜ける
㋒ 下りる

解答
A群
B群

❷ 小さい子供のように感情が変わりやすいこと

A群
㋐ 今泣いた烏が
㋑ 今泣き叫ぶ孫が
㋒ 今泣いた馬が

B群
㋐ もう喜ぶ
㋑ もう笑う
㋒ もう走り出す

解答
A群
B群

❸ 相手に気に入られようと媚びる

A群
㋐ 嫌なものを
㋑ うまい話を
㋒ おべっかを

B群
㋐ そそのかす
㋑ 告げる
㋒ 使う

解答
A群
B群

❹ ふだんは強情な人でも何かあるともろいさま

A群
㋐ 堅い木は
㋑ 硬い石でも
㋒ 強い風で

B群
㋐ 流れる
㋑ 吹き飛ぶ
㋒ 折れる

解答
A群
B群

❺ 家の中ではいばっているのに外では意気地がない

A群
㋐ 家ではトラ
㋑ 内弁慶の
㋒ 大黒柱の

B群
㋐ 外地蔵
㋑ ネコかぶり
㋒ 外ではネコ

解答
A群
B群

解答　❶㋑㋒　❷㋐㋑　❸㋒㋒　❹㋑㋒　❺㋑㋐

言語脳を鋭く鍛える！

説明文を読み、どのような慣用句やことわざを示すかを答える脳トレです。A群・B群から1つずつ選び、声に出してつなげて読むと答えが導きやすいでしょう。言語力が磨かれます。

正答数	かかった時間
／20問	分

	50代まで	60代	70代以上
目標時間	10分	15分	20分

❻ もはや我慢できないくらい激しく怒った状態

A群
- ㋐ 堪忍袋の緒が
- ㋑ 堪忍袋の根が
- ㋒ 堪忍袋の口が

B群
- ㋐ ゆるむ
- ㋑ 切れる
- ㋒ 燃え尽きる

解答 A群 B群

❼ 本当はやりたいのに実行できず、迷っていること

A群
- ㋐ 揚げ足を
- ㋑ 二の足を
- ㋒ ステップを

B群
- ㋐ 引き上げる
- ㋑ 間違える
- ㋒ 踏む

解答 A群 B群

❽ 怖い人がいないときにくつろぐさま

A群
- ㋐ 嫁の留守に
- ㋑ 孫の食事中に
- ㋒ 鬼の居ぬ間に

B群
- ㋐ 洗濯
- ㋑ 博打
- ㋒ うたたね

解答 A群 B群

❾ 知恵のないものがあれこれ考えるのは時間の無駄

A群
- ㋐ 空想描いて
- ㋑ 下手の考え
- ㋒ 暴れ牛こそ

B群
- ㋐ 追い込め
- ㋑ 時が流れる
- ㋒ 休むに似たり

解答 A群 B群

❿ 分別のある人はゆったりと落ち着いていること

A群
- ㋐ 闇夜に響く
- ㋑ 森の中で
- ㋒ 深い川は

B群
- ㋐ 静かに流れる
- ㋑ 一筋の光
- ㋒ 犬の遠吠え

解答 A群 B群

難易度……3 ★★★★★

となりどうしにある数字を足した答えが、その上にある数字になるという、ピラミッド計算のドリルです。各問、数字がアルファベットに置き換えられている場所があります。どんな数字が入れば正しくなるか、答えてください。

実践日　　月　　日

①

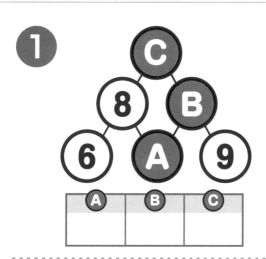

A	B	C

②

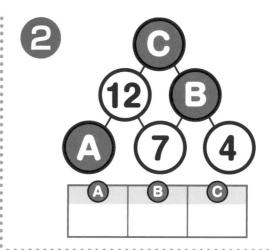

A	B	C

③

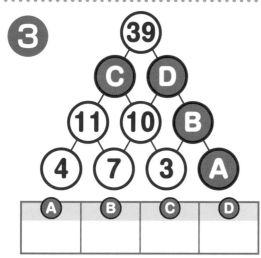

A	B	C	D

④

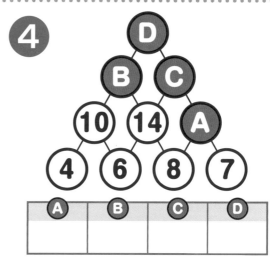

A	B	C	D

⑤

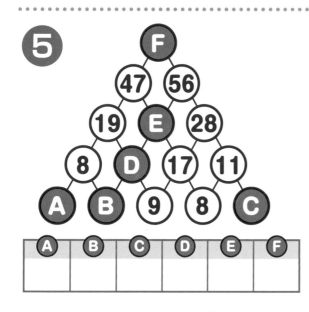

A	B	C	D	E	F

⑥

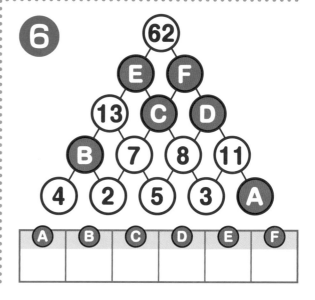

A	B	C	D	E	F

解答 ①A2 B11 C19 ②A5 B11 C23 ③A5 B8 C3 D18 ④A15 B24 C29 D53 ⑤A6 B2 C3 D11 E28 F103 ⑥A8 B6 C15 D19 E28 F34

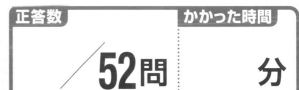
　ピラミッド形に積み上がった数字のマスで、周囲の数字から推測してアルファベットに置き換わった数字が何かを推理する脳トレです。計算力だけでなく、推理力も必要となります。

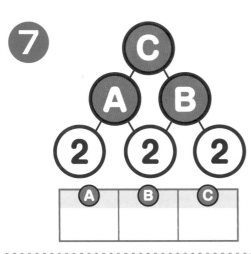

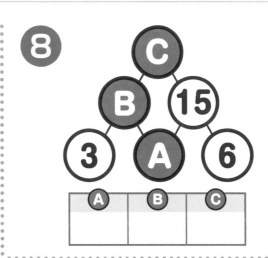

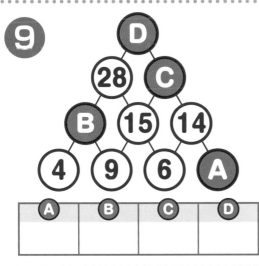

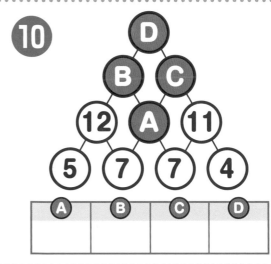

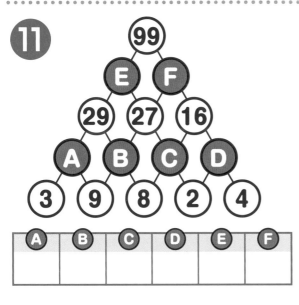

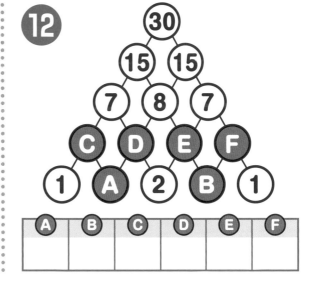

解答　⑦A4 B4 C8　⑧A9 B13 C29 D57　⑨A8 B13 C29 D57
⑩A14 B26 C25 D51　⑪A12 B17 C10 D6 E56 F43　⑫A2 B2 C3 D4 E3

難易度……4　★★★★★

実践日　　月　　日

各問は、慣用句をひらがなにして並べ替えた言葉が並んでいます。ひらがなを並べ替え、各問の意味をヒントにもとの慣用句にし、解答欄に書いてください。最初の1字をヒントとして記しています。

❶ あかごでうつ

意味　いばった態度で人を使うこと

あ□□□□□

❷ からすをかち

意味　助けること、助力すること

ち□□□□□

❸ ゆかもたくもくいない

意味　少しもこたえないこと

い□□□□□□□□□

❹ かくしゃをはける

意味　より力を入れ物事の進行を早めること

は□□□□□□

❺ いまくびらがわな

意味　借金を返せずやりくりがつかないこと

く□□□□□□

❻ みなももないちだ

意味　冷酷で人情味がないこと

ち□□□□□□□

❼ つみれにまさる

意味　他人の不幸が人ごとでなく感じられること

み□□□□□□

❽ またからすをくくる

意味　安心すること

ま□□□□□□□□

❾ きみがらくに

意味　勝手なことをさせない威圧感があること

に□□□□□

❿ とげをすこう

意味　困難な時期が過ぎ、見通しが立つこと

と□□□□□

解答　①あごでつかう　②ちからをかす　③いたくもかゆくもない　④はくしゃをかける　⑤くびがまわらない　⑥ちもなみだもない　⑦みにつまされる　⑧またくらをくくる　⑨にらみがきく　⑩とうげをこす

想起力を磨く言語訓練！

慣用句をひらがなにし、バラバラに並べ替えたものが示されています。それを正しい慣用句に直す脳トレです。言語脳が刺激され、注意力や推理力の向上も期待できます。

正答数	かかった時間
／20問	分

🕐 目標時間　50代まで **20分**　60代 **30分**　70代以上 **40分**

⓫

うにとろまよう

意味　生活の手段を失って困ること

ろ					

⓬

ほねをくはん

意味　本当のことをいうこと

ほ					

⓭

ねがくすむ

意味　心が晴れ晴れすること、すっきりすること

む				

⓮

みがいでなめる

意味　将来に期待して、気長に見ていくこと

な						

⓯

さんなんをしめる

意味　たいへんな苦しみを経験すること

し						

⓰

ひるをあつめたい

意味　多人数が顔を寄せ合って相談すること

ひ						

⓱

たきにこみみがでる

意味　何度も同じことを聞かされ聞き飽きたこと

み							

⓲

ふえをききすいか

意味　ダメかと思っていたことが盛り返し、再び活動を始めること

い							

⓳

いきずにもめる

意味　心に深く刻み、忘れないようにすること

き						

⓴

すすきにほうるい

意味　努力したかいがなく、ダメになること

す							

難易度……2 ★★★★★

各問に示された4つ全ての漢字で、同じ読み方ができるときは中央の四角（□）に○印をつけてください。同じ読み方ができないときは、その漢字を中央の四角に書いてください。同じ読み方ができないのは1文字だけです。

実践日

☐月 ☐日

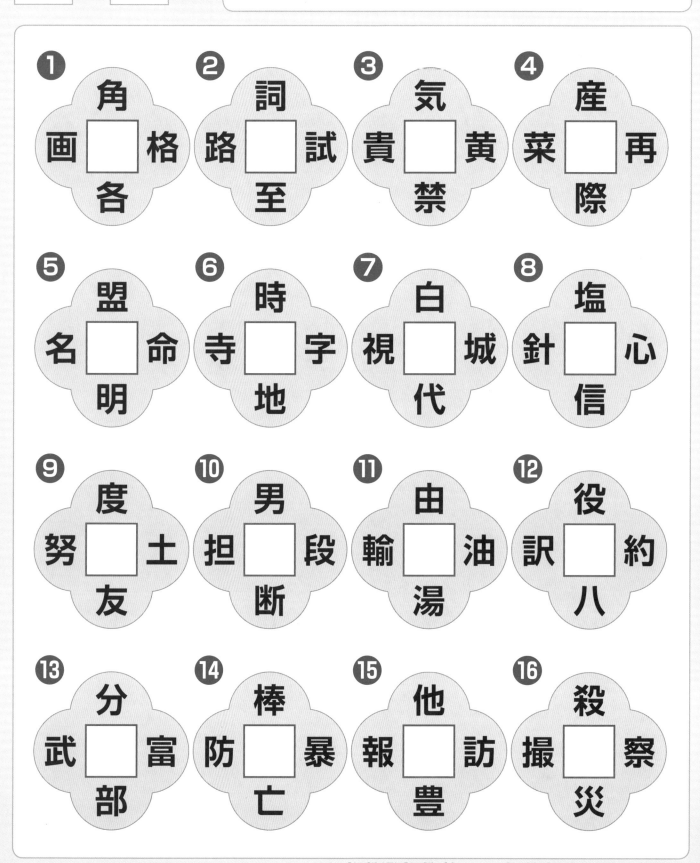

① 角 画□格 各

② 詞 路□試 至

③ 気 貴□黄 禁

④ 産 菜□再 際

⑤ 盟 名□命 明

⑥ 時 寺□字 地

⑦ 白 視□城 代

⑧ 塩 針□心 信

⑨ 度 努□土 友

⑩ 男 担□段 断

⑪ 由 輪□油 湯

⑫ 役 訳□約 八

⑬ 分 武□富 部

⑭ 棒 防□暴 亡

⑮ 他 報□訪 豊

⑯ 殺 撮□察 災

※かっこの中は他の読み方、もしくは同じ読み方が違う漢字です。

解答

①○（かく） ②詞（し/じ） ③禁（きん/きん） ④際（さい/さん） ⑤○（めい） ⑥○（じ） ⑦城（じょう/しろ） ⑧塩（しお/えん）
⑨友（とも/ゆう） ⑩担（たん/たん） ⑪○（ゆ/ゆう） ⑫八（はち/はっ） ⑬○（ぶ） ⑭亡（ぼう/ぼう） ⑮○（ほう） ⑯他（た/ほか）

4つの漢字の中から、読み方の違う仲間はずれを1つ探す脳トレです。ただし、すべて同じ読み方の場合は○を書き込みます。注意力が鍛えられます。

🕐 目標時間 ｜ 50代まで **15**分 ｜ 60代 **20**分 ｜ 70代以上 **25**分

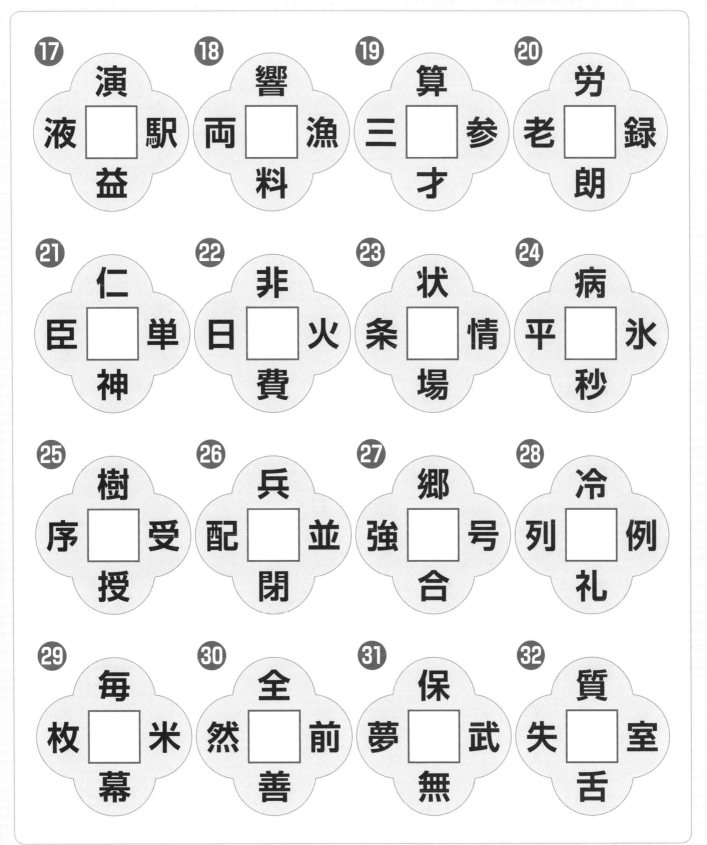

⑰ 演 液□駅 益

⑱ 響 両□漁 料

⑲ 算 三□参 才

⑳ 労 老□録 朗

㉑ 仁 臣□単 神

㉒ 非 日□火 費

㉓ 状 条□情 場

㉔ 病 平□氷 秒

㉕ 樹 序□受 授

㉖ 兵 配□並 閉

㉗ 郷 強□号 合

㉘ 冷 列□例 礼

㉙ 毎 枚□米 幕

㉚ 全 然□前 善

㉛ 保 夢□武 無

㉜ 質 失□室 舌

解答 ⑰演（えき/えん） ⑱響（きょう） ⑲才（さん/さい） ⑳録（ろう/ろく） ㉑単（しん/たん） ㉒日（ひ/にち） ㉓○（じょう） ㉔氷（びょう/ひょう） ㉕序（じゅ/じょ） ㉖閉（へい/いん） ㉗合（ごう/ごう） ㉘○（れい） ㉙毎（まい/べい） ㉚前（ぜん/まえ） ㉛保（む/ほ） ㉜舌（しつ/ぜつ） ※からっぽの中は同じに読みます、もしくは同じに読みます、違う読み方です。

29日目 バラバラ三字熟語

難易度……3 ★★★★★

各問、三字熟語の漢字が部分ごとにバラバラに分解された形で提示されています。分解された各パーツを頭の中で組み合わせて、もとの三字熟語が何だったか解答欄に書き入れてください。

実践日　　月　　日

❶ 答え □□□

❷ 答え □□□

❸ 答え □□□

❹ 答え □□□

❺ 答え □□□

❻ 答え □□□

❼ 答え □□□

❽ 答え □□□

❾ 答え □□□

66

解答　❶居候場所❷将来性❸新聞紙❹水蒸気❺求人難❻地下足袋❼分度器❽無頓口❾好青年

イメージ力を強化する!

部分ごとにバラバラに分解された漢字のパーツを見て、もとの三字熟語が何かを答える脳トレです。一時的に覚える短期記憶のほか、想起力やイメージ力が鍛えられます。

正答数	かかった時間
／18問	分

目標時間
50代まで	60代	70代以上
20分	30分	40分

⑩ 答え □□□

⑪ 答え □□□

⑫ 答え □□□

⑬ 答え □□□

⑭ 答え □□□

⑮ 答え □□□

⑯ 答え □□□

⑰ 答え □□□

⑱ 答え □□□

解答
⑩ぞっこう ⑪ぞうかげん ⑫でんこうせっか ⑬ぶじゅう ⑭たいせいせきか ⑮れいちゅうしょ ⑯あんぷんしゃ ⑰しょうめんおう ⑱ほきゃくせん

トライアングル法則

難易度……4 ★★★★★

実践日　　月　　日

Ⓐの三角形を見てください。上の数字・右下の数字・左下の数字の順番で＋－×÷のどれかの計算をしていくと、真ん中の数字になります。Ⓑの三角形でも同様の計算をしたとき、空欄の数字が何かを答えてください。

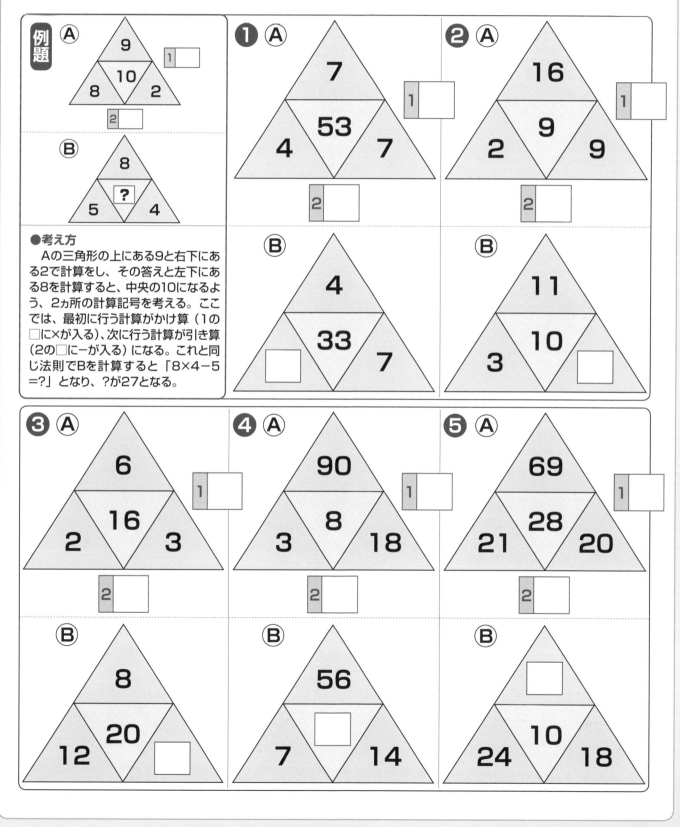

例題
Ⓐ
9
10
8　2
1
2

Ⓑ
8
?
5　4

●考え方
　Aの三角形の上にある9と右下にある2で計算をし、その答えと左下にある8を計算すると、中央の10になるよう、2ヵ所の計算記号を考える。ここでは、最初に行う計算がかけ算（1の□に×が入る）、次に行う計算が引き算（2の□に－が入る）になる。これと同じ法則でBを計算すると「8×4－5＝?」となり、?が27となる。

❶ Ⓐ
7
53
4　7
1
2

Ⓑ
4
33
　7

❷ Ⓐ
16
9
2　9
1
2

Ⓑ
11
10
3

❸ Ⓐ
6
16
2　3
1
2

Ⓑ
8
20
12

❹ Ⓐ
90
8
3　18
1
2

Ⓑ
56
7　14

❺ Ⓐ
69
28
21　20
1
2

Ⓑ
10
24　18

解答
❶5（1は×・2は＋/答え3る）　❷4（1は－・2は＋/答え3る）　❸4（1は×・2は－/答え3る）
❹11（1は÷・2は－/答え3＋）　❺52（1は－・2は－/答え3る）

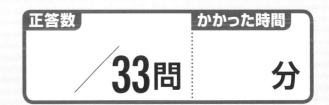

正答数 ／ 33問　かかった時間 　分

目標時間　50代まで 20分　60代 30分　70代以上 40分

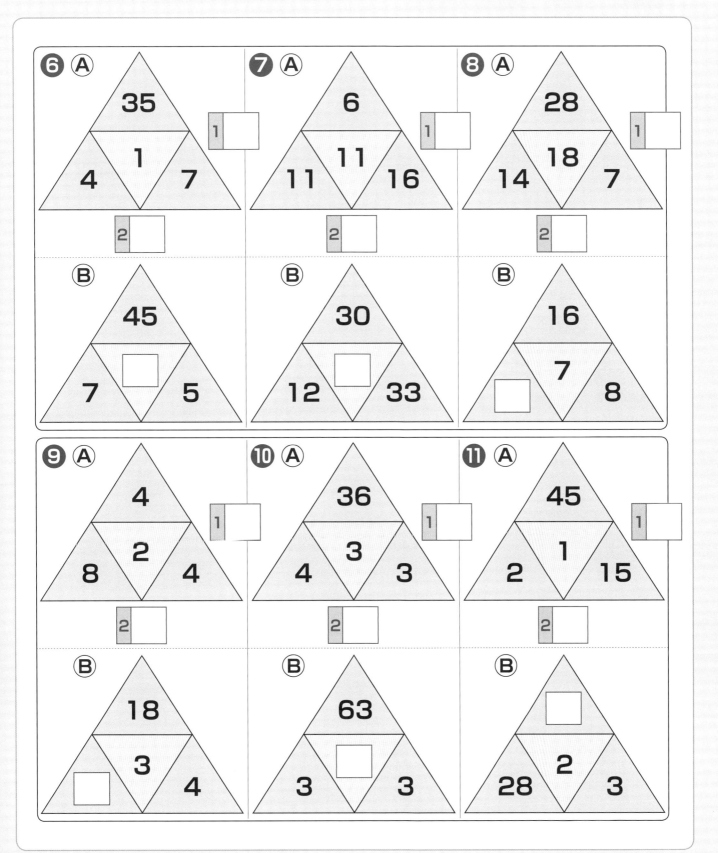

❻Ⓐ
35
1
4　7
1 □
2 □

Ⓑ
45
□
7　5

❼Ⓐ
6
11
11　16
1 □
2 □

Ⓑ
30
□
12　33

❽Ⓐ
28
18
14　7
1 □
2 □

Ⓑ
16
7
□　8

❾Ⓐ
4
2
8　4
1 □
2 □

Ⓑ
18
3
□　4

❿Ⓐ
36
3
4　3
1 □
2 □

Ⓑ
63
□
3　3

⓫Ⓐ
45
1
2　15
1 □
2 □

Ⓑ
□
2
28　3

国木田独歩作『武蔵野』 脳が元気になる！美文字になる！
なぞり書き音読シート

実践日　　　月　　　日

まずは、薄く書かれた『武蔵野』の一部を音読しましょう。音読が終わったら、文字を鉛筆やボールペンなどで、ゆっくりとていねいになぞってください。

はたしていかがであるか、自分は詳しくこの問に答えて自分を満足させたいとの望みを起こしたことはじつに一年前の事であって、今はますますこの望みが大きくなってきた。

さてこの望みがはたして自分の力で達せらるるであろうか。自分はできないとはいわぬ。容易でないと信じている、それだけ自分は今の武蔵野に趣味を感じている。たぶん同感の人もすくなからぬことと思う。

それで今、すこしく端緒をここに開いて、秋から冬へかけての自分の見て感じたところを書いて自分の望みの一少部分を果したい。まず自分がかの問に下すべき答は武蔵野の美今も昔に劣らずとの一語である。昔の武蔵野は実地見てどんなに美であったことやら、それは想像にも及ばんほどであったに相違あるまいが、自分が今見る武蔵野の美しさはかかる誇張的の断案を下さしむるほどに自分を動かしているのである。

 参考文献 『武蔵野』（青空文庫）、『独歩吟・武蔵野ほか』（教育出版）

『武蔵野』

明治時代の作家である国木田独歩（1871～1908年）の随筆作品。関東圏である武蔵野（現在のでいう埼玉・東京西部・神奈川北部と推測される）の田園風景の美しさを描写している。目に浮かぶような描写が卓越しており、以後、多くの文学作品に影響を与えた。

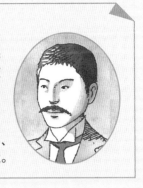

「武蔵野の俤は今わずかに入間郡に残れり」と自分は文政年間にできた地図で見たことがある。そしてその地図に入間郡「小手指原久米川は古戦場なり太平記元弘三年五月十一日源平小手指原にて戦うこと一日がうちに三十余たび日暮れは平家三里退きて久米川に陣を取る明れば源氏久米川の陣へ押寄せると載せたるはこのあたりなるべし」と書きこんであるのを読んだことがある。自分は武蔵野の跡のわずかに残っている処とは定めてこの古戦場あたりではあるまいかと思って、一度行ってみるつもりでいてまだ行かないが実際は今もやはりそのとおりであろうかと危ぶんでいる。ともかく、画や歌でばかり想像している武蔵野をその俤ばかりでも見たいものとは自分ばかりの願いではあるまい。それほどの武蔵野が今は

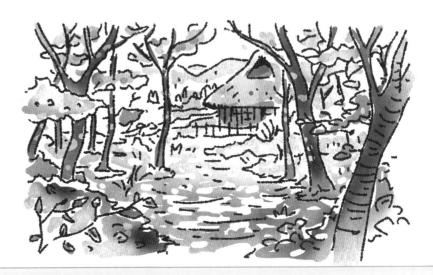

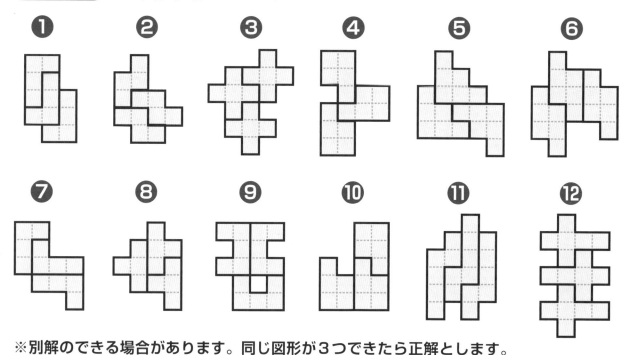

毎日脳活② 解答

その他のドリルの解答は
各ページの下欄に記載しています。

3日目 3分割パズル

❶ ❷ ❸ ❹ ❺ ❻

❼ ❽ ❾ ❿ ⓫ ⓬

※別解のできる場合があります。同じ図形が3つできたら正解とします。

10日目 法則記憶・線つなぎ

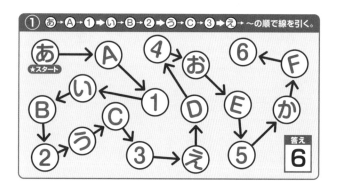

① あ→A→1→い→B→2→う→C→3→え ～の順で線を引く。

答え **6**

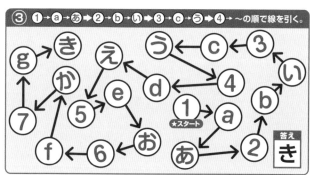

③ 1→a→あ→2→b→い→3→c→う→4 ～の順で線を引く。

答え **き**

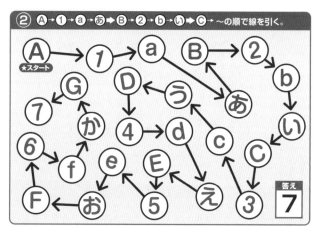

② A→1→a→あ→B→2→b→い→C ～の順で線を引く。

答え **7**

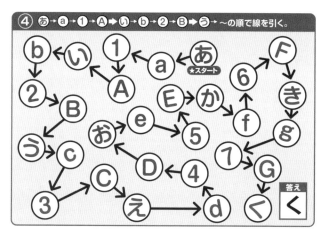

④ あ→a→1→A→い→b→2→B→う→ ～の順で線を引く。

答え **く**

72

12日目 推理ロジック

❶

名前	1位	2位	3位	4位	5位	赤色	青色	黄色	緑色	白色
たろう			○	×		○				
けんじ		○		×						○
ゆうや							○			
あきら				○					○	
かずや	○									×
赤色			○							
青色					○					
黄色	○									
緑色				○						
白色		○								

たろう－3位－赤色
けんじ－2位－白色
ゆうや－5位－青色
あきら－4位－緑色
かずや－1位－黄色

❷

名前	1番目	2番目	3番目	4番目	5番目	A定食	B定食	C定食	D定食	E定食
さくら	×	×	○							○
さあや		×	×		○	×			○	×
りえこ				○						
かずみ	○							○		
あやこ		○					○			
A定食				○						
B定食		○								
C定食	○									
D定食					○					
E定食			○							

さくら－3番目－E定食
さあや－5番目－D定食
りえこ－4番目－A定食
かずみ－1番目－C定食
あやこ－2番目－B定食

24日目 時代劇間違い探し

大岡越前（おおおかえちぜん）

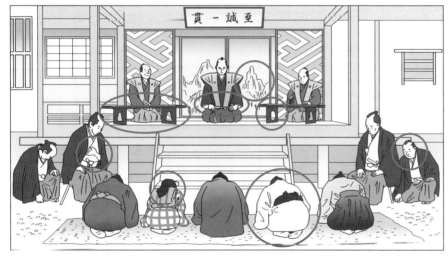

❶大岡忠相が腰に差す刀
❷中央右側のふすま絵
❸左側にある机の長さ
❹左から2番めの人の手の位置
❺手前、左から2番めの人の髪
❻手前、右から2番めの人の着物の柄
❼右側にある机の脚の穴
❽右側の人の顔の向き

銭形平次（ぜにがたへいじ）

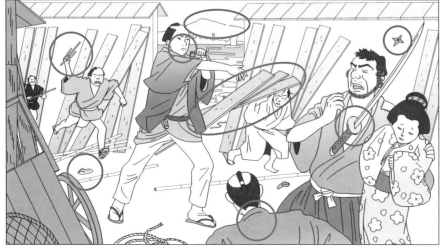

❶銭形平次の口
❷人に倒れかかった材木
❸後ろに見える山
❹手前の人の着物の模様
❺左から2番めの人が持つ十手
❻左側に落ちている雪駄
❼投げ銭
❽右側にある刀のツバ

2021年10月12日　第1刷発行
2024年 1 月29日　第4刷発行

編集人　　安藤宣明

企画統括　石井弘行　明星真司

編集　　　株式会社 わかさ出版

装丁／デザイン　カラーズ

イラスト　前田達彦　Adobe Stock

発行人　　山本周嗣

発行所　　株式会社 文響社
　　　　　〒105-0001
　　　　　東京都港区虎ノ門2丁目2-5　共同通信会館9階
　　　　　ホームページ　https://bunkyosha.com
　　　　　お問い合わせ　info@bunkyosha.com

印刷　　　大日本印刷株式会社

製本　　　古宮製本株式会社

©文響社 2021 Printed in Japan
ISBN 978-4-86651-426-0

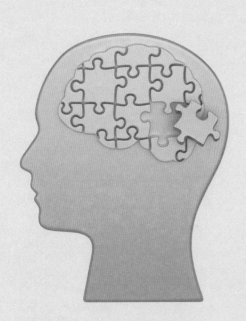

毎日脳活❷
30日30種
最新 脳ドリル

本書のドリル問題は『脳活道場』(わかさ出版刊)に掲載されたものを一部改変の上、
収録しています。

落丁・乱丁本はお取り替えいたします。本書の無断転載・複製を禁じます。
本書の全部または一部を無断で複写(コピー)することは、
著作権法上の例外を除いて禁じられています。
購入者以外の第三者による本書のいかなる電子複製も一切認められておりません。
定価はカバーに表示してあります。

この本に関するご意見・ご感想をお寄せいただく場合は、
郵送またはメール(info@bunkyosha.com)にてお送りください。